Daniel José Olazabal Guerra

Competências informacionais em estudantes de tecnologia em saúde

Daniel José Olazabal Guerra

Competências informacionais em estudantes de tecnologia em saúde

Para uma proposta de estratégia metodológica

ScienciaScripts

Imprint

Cover image: www.ingimage.com

This book is a translation from the original published under ISBN 978-613-9-41225-9.

Publisher:
Sciencia Scripts
is a trademark of
Dodo Books Indian Ocean Ltd. and OmniScriptum S.R.L publishing group

120 High Road, East Finchley, London, N2 9ED, United Kingdom
Str. Armeneasca 28/1, office 1, Chisinau MD-2012, Republic of Moldova, Europe
Printed at: see last page
ISBN: 978-620-7-94839-0

LITERACIA DA INFORMAÇÃO NOS ESTUDANTES DE TECNOLOGIA DA SAÚDE.

Para uma proposta de estratégia metodológica.

Daniel José Olazabal Guerra

2024

PENSAMENTO

"Em tempos de mudança, aqueles que estão abertos à aprendizagem serão donos do futuro, enquanto aqueles que pensam que sabem tudo estarão bem equipados para um mundo que já não existe".

Eric Hoffner.

RESUMO

As Tecnologias de Informação e Comunicação constituem atualmente uma importante ferramenta de trabalho para dinamizar o processo de investigação científica a todos os níveis. Atualmente, as competências digitais promovem as sociedades do conhecimento, e os estudantes e professores devem entender a sua presença nos diversos ambientes virtuais como uma forma de as gerar, uma vez que a utilização de ambientes web promove a capacidade e a atitude adequadas ao reforço das competências essenciais no século XXI. Com base na sistematização dos documentos normativos sobre o Ensino Superior de Medicina em Cuba, foram detectadas dificuldades no desenvolvimento de acções durante o processo de ensino-aprendizagem a partir do currículo no desenvolvimento de competências de informação dos recursos humanos em formação nas carreiras de Tecnologia da Saúde na Universidade de Ciências Médicas de Havana, juntamente com o desuso de actividades para desenvolver competências de informação através da utilização das TIC. Por esta razão, o autor propôs a implementação de uma estratégia metodológica para a utilização das TIC no desenvolvimento de competências de informação em estudantes da Faculdade de Tecnologia da Saúde da Universidade de Ciências Médicas de Havana. A estratégia metodológica foi validada por peritos, pelos estudantes através de um inquérito de satisfação, bem como pelos resultados durante o desempenho académico e pelos instrumentos de diagnóstico no início e no fim da implementação.

Palavras-chave: TIC, ALFIN, competências de informação, estratégia metodológica, gestão da informação.

Índice

INTRODUÇÃO

As tecnologias da informação e da comunicação (TIC) são atualmente um importante instrumento de trabalho para dinamizar o processo de investigação científica a todos os níveis. O uso eficiente destas tecnologias contribui favoravelmente para um maior grau de profissionalização tecnológica dos profissionais em processo de formação permanente, o que lhes permite realizar investigação de acordo com os avanços da sociedade no presente século. [1, 2].

O interesse pelo estudo das TIC está a aumentar nos diferentes domínios disciplinares em que têm repercussões, incluindo o domínio da educação, reconhecendo o impacto que têm na educação. Com o passar do tempo, surgem novas tecnologias e inovações, razão pela qual é importante envolver as TIC no processo de ensino e aprendizagem, a fim de oferecer uma educação de qualidade e actualizada. [3].

Na sociedade da informação, como não podia deixar de ser, as novas tecnologias de acesso, tratamento e transmissão da informação, as novas formas de comunicação determinam que uma grande parte dos conteúdos e competências da formação de base hoje exigidos estejam diretamente relacionados com as TIC e os media, como se traduzem em expressões como literacia informática, audiovisual, multimédia, digital, mediática e da informação, todas elas relacionadas entre si e em vias de convergência. [4].

É necessário analisar a definição de competência, que é considerada como a mobilização de conhecimentos, capacidades, atitudes e valores que a pessoa demonstra quando actua eficazmente face a vários problemas, com base nas suas próprias caraterísticas e experiências. Por conseguinte, refere-se a um conjunto de conhecimentos, procedimentos e atitudes que se combinam, de forma coordenada e integrada, no sentido em que a pessoa tem de saber fazer e saber ser para o seu desenvolvimento profissional [5, 6].

Na sociedade do conhecimento em que a humanidade vive, a informação desempenha um papel fundamental e é importante adquirir competências e/ou aptidões de informação para aceder eficazmente ao maior número possível de recursos de informação, que farão parte do novo conhecimento. É por isso que as instituições de ensino não podem ficar alheias a esta realidade e devem garantir que os alunos se formem com competências de informação (CI), competências básicas para se tornarem melhores profissionais e cidadãos, capazes de interagir e gerir o crescimento exponencial da informação em tempo útil. [7-9].

Atualmente, as competências digitais promovem as sociedades do conhecimento, os alunos e os professores devem entender a sua presença nos vários ambientes virtuais como a forma de as gerar, pois a utilização de ambientes web promove a capacidade e a atitude adequadas ao reforço das competências essenciais no século XXI. [5, 10-12].

De um ponto de vista epistemológico, estas competências transversais têm um carácter interdisciplinar, multidisciplinar e transdisciplinar, uma vez que são, por natureza, um estudo complexo. [1].

Desde o final do século XX, o ensino superior tem registado uma mudança progressiva do modelo tradicional baseado no processo de ensino para um modelo alternativo baseado na aprendizagem em que os estudantes são os protagonistas. Este novo modelo foi favorecido pelo desenvolvimento acelerado das TIC e da sua aplicação no domínio da educação. A utilização destas tecnologias no contexto educativo facilitou o desenvolvimento nos alunos das competências para autodirigir a sua aprendizagem, um processo em que o professor assume o papel de facilitador e guia. [13].

Atualmente, vários países propuseram a alteração das suas leis universitárias, propondo novas estruturas para o ensino de graduação e pós-graduação nos seus programas de licenciatura. Nestas instituições, os novos currículos dos cursos de licenciatura incorporam, para além dos conhecimentos disciplinares, diferentes competências transversais, entre as quais se destacam a utilização de ferramentas informáticas e a capacidade de pesquisar, analisar e gerir a informação. [1, 14].

Por esta razão, as TIC já não são apenas ferramentas tecnológicas na educação, mas tornaram-se uma das competências básicas a desenvolver no processo de ensino-aprendizagem. [11, 15].

Há alguns anos, Cuba está a passar por um processo que tem sido definido como a informatização da sociedade: um dos três pilares que sustentam a gestão governamental.

Neste caminho, Cuba está a assumir novos preceitos que a conduzem à transformação digital: um novo momento em que as tecnologias digitais são integradas em todas as áreas da sociedade, onde as pessoas estão no centro do que está a ser feito. [16].

No sector da saúde, o processo de informatização é um dos elementos-chave do Programa Estratégico de Informatização do Ministério da Saúde Pública (MINSAP), órgão de gestão do Sistema Nacional de Saúde (SNS). Este programa é implementado por fases nos processos de saúde, abrangendo todas as instituições pertencentes ao sector (cuidados de saúde, ensino, investigação e empresas). [17, 18].

O objetivo deste programa é aumentar a qualidade e a otimização dos serviços prestados à população através do impacto da utilização das TIC. Para atingir este objetivo, o trabalho está a ser desenvolvido de forma integrada e sistemática em três princípios fundamentais: infra-estruturas, soluções informáticas e formação e reforço das capacidades dos recursos humanos. [17].

No contexto dos países subdesenvolvidos, os profissionais de saúde devem utilizar as TIC para desenvolver a formação em literacia da informação, ser capazes de identificar a informação que precisam de localizar, onde encontrá-la, como obtê-la, como analisá-la e avaliá-la e, em seguida, ser capazes de a comunicar. [19].

A literacia da informação no SNS tem os seus antecedentes nas actividades de Educação de Utilizadores e de Instrução Bibliográfica que foram desenvolvidas no Centro Nacional de Informação em Ciências Médicas/Infomed (Órgão Coordenador Nacional da Rede de Bibliotecas de Informação Científica e Técnica), na Biblioteca Nacional de Medicina e nas diferentes bibliotecas que integram o Sistema Nacional de Informação Científica e Técnica em Saúde, muito antes da década de 1990. [20].

Com base na sistematização dos documentos normativos sobre o Ensino Superior de Medicina em Cuba, foram detectadas dificuldades no desenvolvimento de acções durante o processo de ensino-aprendizagem a partir do currículo no desenvolvimento de competências informacionais dos recursos humanos formados nas carreiras de Tecnologia da Saúde na Universidade de Ciências Médicas de Havana. [19]Esta situação está relacionada com o desuso de actividades para desenvolver competências de informação através da utilização das TIC.

Durante a observação efectuada na Faculdade de Tecnologia da Saúde da Universidade de Ciências Médicas de Havana, foi detectado que a biblioteca médica não pôde prestar todos os seus serviços devido à falta de recursos humanos especializados durante o ano de 2022, juntamente com os danos causados à infraestrutura de ensino pelo furacão Ian, que danificou parte das salas de aula e fez com que a biblioteca fosse utilizada como sala de aula. Durante este período, registou-se uma acentuada falta de utilização das TIC disponíveis para o desenvolvimento das competências de informação dos estudantes.

Por outro lado, a Federação dos Estudantes Universitários (FEU) realizou o seu décimo congresso no ano passado. Na sua sessão ao nível do corpo docente, os estudantes, com exceção dos estudantes de Sistemas de Informação em Saúde (SIS), fizeram as seguintes declarações:

- Há uma falta de competências na procura de informação.
- É necessário recorrer aos serviços da biblioteca médica da faculdade.
- Necessidade de formação sobre o acesso e a forma de interagir na sala de aula virtual.

Com este enquadramento e a experiência do autor como professor principal da disciplina Competências de Informação no curso de Sistemas de Informação em Saúde da Faculdade de Tecnologia da Saúde da Universidade de Ciências Médicas de Havana, como professor da referida disciplina durante mais de 13 anos desde a sua antecessora nos planos de estudo C e D, como autor dos programas de várias disciplinas e no exercício da profissão como licenciado da mesma, é possível identificar a situação problemática que justifica a investigação: os estudantes da Faculdade de Tecnologia da Saúde da Universidade de Ciências Médicas de Havana, apresentam insuficiências no desenvolvimento do QI durante a sua formação pré-graduada.

Após a avaliação do exposto, estabelece-se uma clara contradição entre o modelo de profissional de informação competente exigido pela sociedade atual e o profissional que termina o ensino universitário sem desenvolver competências de informação. Tendo em conta a situação acima descrita, foi definido o seguinte projeto teórico de investigação:

Problema de investigação: Como contribuir para o desenvolvimento de competências informacionais nos estudantes da Faculdade de Tecnologia da Saúde da Universidade de Ciências Médicas de Havana com a utilização das TIC?

Objeto de estudo: O processo de desenvolvimento de competências de informação em estudantes universitários.

Domínio de ação: Desenvolvimento de competências informacionais em estudantes da Faculdade de Tecnologia da Saúde da Universidade de Ciências Médicas de Havana com a utilização das TIC.

Sistema de destino:

Objetivo geral: Implementar uma estratégia metodológica para o desenvolvimento de competências de informação em estudantes da Faculdade de Tecnologia da Saúde da Universidade de Ciências Médicas de Havana utilizando as TIC.

Objectivos específicos:

1. Caracterizar o estado da arte na implementação de estratégias metodológicas para o desenvolvimento de competências de informação no ensino superior através da utilização das TIC.
2. Implementar a estratégia metodológica para o desenvolvimento de competências informacionais para estudantes da Faculdade de Tecnologia da Saúde da Universidade de Ciências Médicas de Havana com a utilização das TIC.
3. Validar a estratégia metodológica com base nos critérios dos peritos e dos utilizadores.

A fim de resolver o problema científico e cumprir o objetivo, estão previstas quatro **questões científicas** com as tarefas correspondentes, como se mostra a seguir:

1) Que referências teóricas sustentam a implementação de estratégias metodológicas para o desenvolvimento de competências de informação no ensino superior através da utilização das TIC?

2) Qual é o estado de desenvolvimento das competências de informação nos estudantes da Faculdade de Tecnologia da Saúde da Universidade de Ciências Médicas de Havana?

3. que elementos deve ter a estratégia metodológica para o desenvolvimento de competências de informação com a utilização das TIC para os estudantes da Faculdade de Tecnologia da Saúde da Universidade de Ciências Médicas de Havana?

4) Que resultados se obtêm com a implementação da estratégia metodológica para o desenvolvimento de competências de informação com recurso às TIC para os estudantes da Faculdade de Tecnologia da Saúde da Universidade de Ciências Médicas de Havana?

Foram utilizados na investigação os seguintes métodos de investigação científica:

Métodos teóricos:

- A abordagem **analítico-sintética** para a decomposição do problema de investigação em elementos que permitem a sua análise individualizada, a fim de descobrir as caraterísticas gerais que podem ser aplicadas na estratégia metodológica proposta.
- O **método indutivo-dedutivo** permitiu a passagem do conhecimento particular ao geral, reflectindo os elementos coincidentes nos elementos estudados e estabelecendo as relações que estes têm entre si na conformação dos elementos substantivos da estratégia metodológica para o desenvolvimento de competências informacionais, o que facilitou a conceção da proposta.
- O **método de análise histórico-lógica** para a análise crítica da investigação associada à utilização das TIC no desenvolvimento de competências de informação, com o objetivo de estabelecer um ponto de partida e de comparação com os resultados esperados.

- **A análise documental** permitiu enquadrar o processo de desenvolvimento de competências de informação ao nível da licenciatura, através da sistematização de obras e autores que se destacam no objeto de estudo da investigação.
- A **sistematização** foi utilizada na investigação para conhecer os critérios dos autores relacionados com o objeto de investigação. Determinou-se a coincidência entre as diferentes abordagens à utilização das TIC no ensino superior e o desenvolvimento de competências de informação.
- A **modelização** permitiu elaborar o modelo da estratégia metodológica para a utilização das TIC no desenvolvimento de competências de informação com base na descoberta e no estudo do conhecimento existente dos inquiridos sobre o assunto e no estabelecimento das relações dialécticas dos elementos nele contidos.
- A abordagem **sistémica estrutural-funcional** permitiu identificar no modelo da estratégia metodológica as inter-relações entre os elementos necessários para o desenvolvimento de competências de informação através da utilização das TIC.

Métodos empíricos:

- **A observação** foi utilizada para avaliar as principais lacunas que justificam o problema de investigação, durante a observação do desempenho académico dos alunos inquiridos e a viabilidade teórica da estratégia metodológica proposta.
- O **inquérito** para obter o diagnóstico da necessidade de desenvolver competências de informação com a utilização das TIC nos estudantes, para avaliar o nível de satisfação com a estratégia metodológica implementada e para descobrir o nível de aquisição de competências após a utilização da estratégia. O instrumento de diagnóstico e o inquérito de satisfação foram também aplicados aos peritos para a validação da estratégia metodológica proposta.

Métodos estatísticos:

Foram utilizados métodos e técnicas de estatística descritiva e inferencial. Entre os métodos descritivos, foram utilizadas medidas absolutas e relativas para variáveis qualitativas (frequências absolutas) e quantitativas (média aritmética pontual, mediana, moda e intervalo de confiança). Entre os métodos estatísticos inferenciais, foram utilizados os testes U de Mann-Whitney (para duas amostras independentes) e Kruskal-Wallis (para mais de duas amostras independentes). Para ambos foi utilizado um nível de significância de cinco por cento.

A triangulação metodológica foi aplicada para recolher informação, contrastar os resultados, analisar coincidências e diferenças, o que permite avaliar a mudança no desenvolvimento de competências de informação a partir dos resultados académicos alcançados e obter o inventário de problemas, bem como as potencialidades que caracterizam o objeto.

A população definida para a pesquisa foram os 1912 alunos que compunham a matrícula do curso de 2022, dos quais foi selecionada uma amostra não probabilística, a critério do pesquisador, de 29 alunos que compunham a matrícula do quarto ano do curso regular diurno do curso de Sistemas de Informação em Saúde, por ser o único curso que inclui a disciplina de competências informacionais no currículo. A amostra foi estudada em dois conglomerados constituídos pelos dois grupos leccionados de acordo com a inscrição oficial.

Para a avaliação dos peritos, foi selecionada uma amostra não probabilística de cinco especialistas com experiência na utilização das TIC no processo de ensino educativo e em competências de informação.

Principais contributos da investigação.

Contribuição para a teoria:

- Definição operacional do processo de desenvolvimento de competências informacionais em estudantes da Faculdade de Tecnologia da Saúde da Universidade de Ciências Médicas de Havana.

Contribuições práticas:

- Estratégia metodológica para o uso das TIC no desenvolvimento de competências informacionais em alunos da Faculdade de Tecnologia da Saúde da UCM-H.

Validação da proposta

A estratégia metodológica foi validada através da avaliação de peritos e utilizadores.

A estratégia metodológica proposta, o questionário de diagnóstico e o inquérito de satisfação foram avaliados **por peritos**. Todos os instrumentos foram validados por cinco especialistas. Foi tido em conta o carácter voluntário dos especialistas em participar anonimamente, tendo previamente assinado o termo de consentimento informado; para além de serem considerados especialistas, tiveram de cumprir o requisito de serem professores ligados à área de conhecimento investigada.

Segundo **o critério dos utilizadores**, a estratégia metodológica foi avaliada com base no nível de satisfação e através dos resultados académicos obtidos na disciplina durante a quase-experiência.

Considerámos a participação voluntária dos estudantes de forma anónima, tendo como critério de inclusão o facto de serem estudantes do curso de Sistemas de Informação em Saúde dos grupos selecionados, excluindo o resto dos estudantes que não cumpriam o critério acima mencionado e os que decidiram, por vontade própria, não participar na investigação. Os participantes assinaram o termo de consentimento livre e esclarecido.

Estrutura do trabalho

A **estrutura do trabalho** é composta por: Introdução, três capítulos, Conclusões, Recomendações e Referências Bibliográficas. Foram incluídas figuras e tabelas para facilitar a compreensão do documento. Os principais elementos abordados nos três capítulos propostos são descritos de seguida:

Referenciais teóricos do processo de desenvolvimento das competências de informação com recurso às tecnologias de informação e comunicação: é efectuada uma revisão bibliográfica sobre a utilização das TIC no ensino superior, o papel das TIC no desenvolvimento das competências de informação e as estratégias metodológicas para a utilização das TIC no processo de desenvolvimento das competências de informação.

Capítulo 2 - Estratégia metodológica para a utilização das TIC no desenvolvimento de competências de informação: descreve a conceção da estratégia metodológica para a utilização das TIC no desenvolvimento de competências de informação nos estudantes da Faculdade de Tecnologia da Saúde da Universidade de Ciências Médicas de Havana. São analisados os fundamentos teóricos que sustentam a estratégia metodológica. Também se definem os objectivos e apresentam-se as acções a realizar em cada atividade da estratégia metodológica proposta.

Implementação e avaliação dos resultados: é apresentado o processo de implementação da estratégia metodológica concebida, incluindo o diagnóstico inicial e a avaliação dos resultados com base na validação através de critérios de peritos e utilizadores.

CAPÍTULO 1: REFERÊNCIAS TEÓRICAS DO PROCESSO DE DESENVOLVIMENTO DE COMPETÊNCIAS DE INFORMAÇÃO COM RECURSO ÀS TECNOLOGIAS DA INFORMAÇÃO E DA COMUNICAÇÃO

Capítulo I. Referenciais teóricos do processo de desenvolvimento de competências de informação com recurso às tecnologias de informação e comunicação.

Introdução ao capítulo.

O capítulo descreve os referenciais teóricos que sustentam a estratégia metodológica para o desenvolvimento de competências de informação com recurso às TIC. Descreve os tipos e a estrutura das competências, a definição e a classificação, de acordo com a tendência, e os processos implementados para o desenvolvimento de competências de informação nos recursos humanos das Ciências Médicas.

Sistematizam-se as principais metodologias, estratégias e modelos para a formação e desenvolvimento de competências de informação e a relação entre as TIC, a sua utilização no ensino superior e o seu papel no desenvolvimento de competências de informação. A implementação de uma estratégia metodológica para a utilização das TIC no desenvolvimento de competências de informação em estudantes da Faculdade de Tecnologia da Saúde da Universidade de Ciências Médicas de Havana baseia-se neste estudo.

O processo de desenvolvimento de competências de informação com recurso às tecnologias de informação e comunicação assenta em quatro núcleos teóricos: processo, desenvolvimento, competências de informação e tecnologias de informação e comunicação.

1.1.Processo

Dicionário da Real Academia Espanhola [21] apresenta várias definições de processo, das quais o autor assume a seguinte:

1. s.f. A ação de avançar.

2. m. O curso do tempo.

3. m. O conjunto das fases sucessivas de um fenómeno natural ou de uma operação artificial.

Maldonado [22] afirma que um processo pode ser definido como um conjunto de actividades inter-relacionadas que, a partir de um ou vários inputs de materiais ou informação, dão origem a um ou vários outputs também de materiais ou informação com valor acrescentado. Os processos devem ser corretamente geridos através de diferentes ferramentas de gestão de processos. Também se refere a um conjunto de acções e tarefas que são executadas sequencialmente e que, em conjunto, fornecem valor acrescentado aos clientes.

Salienta também que a incorporação de novas tecnologias da informação permitiu redefinir os processos, alcançando graus de eficácia e eficiência inimagináveis há alguns anos. Da mesma forma, assume que é o conjunto de recursos e actividades inter-relacionados que transformam elementos de entrada em elementos de saída. Os recursos podem incluir pessoal, finanças, instalações, equipamento, técnicas e métodos.

Refere-se, entretanto, que na série de normas internacionais ISO-9000 [23] (sistemas de gestão da qualidade) define um processo como "um conjunto de actividades mutuamente relacionadas ou em interação que transformam entradas em saídas".

Com base nas definições acima referidas, o autor assume para a investigação a definição estabelecida nas normas ISO-9000.

1.2 Desenvolvimento

Dicionário da Real Academia Espanhola [21] refere, entre outros significados, que o desenvolvimento é a ação e o efeito de desenvolver ou de se desenvolver, entendendo-se por desenvolvimento as seguintes definições, de acordo com o objetivo desta investigação:

1. aumentar ou reforçar algo de ordem física, intelectual ou moral.
2. Enunciar um assunto ou tema de forma ordenada e exaustiva.
3. Efetuar ou levar a cabo algo. Ele realizou um trabalho importante.
4. Dito de uma comunidade humana: Progredir ou crescer, especialmente na esfera económica ou social.

O desenvolvimento é um conceito histórico, o que significa que não tem uma definição única, mas que evoluiu de acordo com o pensamento e os valores dominantes da sociedade. [24].

O conceito de desenvolvimento está relacionado com a ideia de futuro que cada sociedade propõe como objetivo para o coletivo humano. O desenvolvimento deve ser entendido como uma categoria de futuro. Quando estabelecemos as prioridades do que entendemos por desenvolvimento, estamos, em última análise, a afirmar a nossa visão do que queremos para o futuro. [24].

Um dos conceitos mais controversos é o de desenvolvimento (referente ao desenvolvimento de um país). Não existe consenso na literatura sobre esta questão, sendo possível encontrar várias definições, em alguns casos incompatíveis entre si. [25].

Com base na sistematização acima referida, o autor assume para a investigação a primeira definição emitida pelo Diccionario de la Real Academia Española, que se refere a aumentar ou reforçar algo de ordem física, intelectual ou moral.

1.3 Literacia da informação

1.3.1 Competências. Definição. Tipos e estrutura

O termo competência vem do latim *competentia*, do século XV, que significa dizer respeito a, pertencer a, corresponder a, dando origem ao substantivo competência com o significado de "o que cabe a uma pessoa fazer com responsabilidade e idoneidade" e ao adjetivo competente com o significado de apto ou adequado.

Define-se ao destacar diversos aspectos no âmbito do estabelecimento de metodologias inovadoras de avaliação das aprendizagens e da qualidade da educação, tais como a passagem de metodologias baseadas na memorização e na repetição mecânica de dados para o reconhecimento dos processos cognitivos -perceção, atenção, compreensão, inteligência e linguagem- e das capacidades cognitivas -interpretação, argumentação e proposição-, com o objetivo de melhorar a avaliação das aprendizagens, tendo em conta abordagens baseadas no saber-fazer em contexto. Assim, o conceito de competências é incorporado na educação formal a partir do domínio da linguagem, da competência linguística e da competência comunicativa. [26].

Na teoria das inteligências múltiplas de Gardner, todos os seres humanos possuem, em maior ou menor grau, oito tipos de inteligência que podem ou não manifestar-se em função de diferentes factores culturais e ambientais: linguística, naturalista, musical, intrapessoal, interpessoal, lógico-matemática, visuo-espacial e corporal-cinestésica. Tendo em conta esta multiplicidade, as competências podem ser conceptualizadas como estados de Tobón (definição assumida pelo autor para a investigação):

"Processos integrais de ação entre actividades e problemas da vida pessoal, da comunidade, da sociedade, do meio ecológico, do contexto laboral-profissional, da ciência, das organizações, da arte e da recreação, contribuindo para a construção e transformação da realidade, para os quais o saber ser (auto-motivação, iniciativa, valores e trabalho colaborativo com os outros) se integra com o saber saber conhecer (concetualizar, interpretar e argumentar) e o saber fazer (aplicar procedimentos e estratégias), tendo em conta os desafios específicos do meio, as necessidades pessoais de crescimento e os processos pessoais e os processos do fazer (aplicar procedimentos e estratégias), valores e trabalho colaborativo com os outros) com o saber conhecer (concetualizar, interpretar e argumentar) e o saber fazer (aplicar procedimentos e estratégias), tendo em conta os desafios específicos do meio, as necessidades de crescimento pessoal e os processos de incerteza, com espírito de desafio, adequação e compromisso ético" [26]. [26].

A Direção-Geral da Educação e da Cultura da Comissão Europeia, no Programa Cultura 2007-2013 [27]27], considera que o termo "competência" se refere a uma combinação de capacidades, conhecimentos, aptidões e atitudes, e inclui a vontade de aprender, bem como o saber como:

> "As competências-chave representam um conjunto multifuncional e transferível de conhecimentos, aptidões e atitudes de que todos os indivíduos necessitam para a sua realização pessoal e desenvolvimento, inclusão e emprego".

No campo da educação, as competências são consideradas como acções integrais decorrentes de uma educação voltada para o desenvolvimento das diferentes potencialidades do sujeito, considerando o seu contexto e os diferentes cenários educativos, bem como a sua multidimensionalidade. Podem ser classificadas em específicas e básicas-genéricas. [26]:

- Competências específicas: são aquelas que são específicas de uma determinada atividade ou profissão e que, por isso, têm um elevado grau de especialização, bem como os processos educativos específicos (programas técnicos, formação para o trabalho e ensino superior).

- Competências genéricas básicas: Também conhecidas como competências transversais, são fundamentais para a realização pessoal, permitem e capacitam as pessoas para uma integração bem sucedida na vida profissional, laboral e social e podem ser ensinadas no ensino básico, secundário e superior.

As competências "são adquiridas através de processos sistemáticos de ensino e aprendizagem na família, na sociedade e nas instituições educativas". Estas foram sistematizadas pelo Instituto CIFE com base em projectos internacionais, incluindo o Scans 1992, o Tuning 2005 e o DeSeCo 2005. [26]. São identificadas as seguintes competências nucleares genéricas essenciais:

1) Auto-gestão da formação
2) Comunicação oral e escrita
3) Comunicação oral e escrita numa segunda língua
4) Trabalho de equipa e liderança
5) Gestão da informação e do conhecimento
6) Resolução de problemas com base na matemática
7) Resolução de problemas com base nas ciências naturais
8) Empreendedorismo
9) Investigação
10) Gestão da qualidade.

As competências são atualmente definidas e classificadas de acordo com a sua tendência para depender das acções dos profissionais, em relação às atitudes, aptidões e valores que mantêm nos seus modos de ação. [28].

Constituem a base objetiva necessária para integrar tanto os processos desenvolvidos por cada indivíduo como estes no trabalho, a vida social, o lugar e o período histórico em que se desenvolve a vida profissional, a inter-relação do processo de ensino e de cuidados em que trabalham, o que responderá às necessidades da sociedade e poderá ser considerado como um apoio ao equilíbrio entre os profissionais e os centros académicos que formam os recursos humanos. [28].

1.3.2 A literacia da informação. Definições e modelos.

Nas competências de gestão da informação e do conhecimento, com os avanços tecnológicos e a quantidade de volumes de informação que são permanentemente gerados e difundidos, é essencial considerar os critérios na estratégia de pesquisa da informação na sua seleção, classificação, recuperação, análise e utilização, tendo em conta a propriedade intelectual e a diversidade das fontes. [26, 29-32].

Isto depende de vários factores, incluindo as aptidões ou competências em matéria de informação exigidas por um indivíduo e, em grande medida, é da responsabilidade das instituições de ensino contribuir para a sua formação, reforçando a aprendizagem e a investigação através de competências na utilização, gestão e comunicação da informação. Por isso, é importante dispor de espaços que contribuam para os processos de formação integral da comunidade educativa para gerar processos de aquisição de conhecimentos sobre competências de informação que favoreçam a transformação da informação em novos conhecimentos. [26, 33-35].

A Associação Americana de Escolas define a literacia da informação como [36] como a "capacidade de reconhecer a necessidade de informação e a capacidade de identificar, localizar, avaliar, organizar, comunicar e utilizar a informação de forma eficaz, tanto para a resolução de problemas como para a aprendizagem ao longo da vida". [27].

A literacia da informação, de acordo com a Comissão Mista da Conferência de Reitores das Universidades Espanholas (CRUE-TIC) e a Rede de Bibliotecas Universitárias (REBIUN), é "o conjunto de conhecimentos, competências, disposições e comportamentos que permitem aos indivíduos reconhecer quando necessitam de informação, onde encontrá-la, como avaliar a sua adequação e como utilizá-la adequadamente de acordo com o problema com que se deparam" [37] [38]. [37].

Quindemil Torrijo MS [38] assume que as competências de informação são adquiridas através da literacia da informação e são definidas como o conjunto de competências, conhecimentos, capacidades, atitudes e valores para definir uma necessidade de informação, pesquisar, encontrar, selecionar, avaliar, usar e comunicar informação de forma eficaz, com sentido ético, reflexivo e crítico. Esta definição de competências de informação é a assumida pelo autor para a investigação.

González García, na sua tese de doutoramento, aborda a competência em Gestão da Informação como uma das cinco competências de investigação com um enfoque interdisciplinar para as tecnologias da saúde, definindo-as como o desenvolvimento de aptidões na procura e processamento de informação com a utilização de novas tecnologias, para uma utilização eficiente e óptima dos recursos. Destina-se a localizar fontes de informação e a processá-las, bem como a organizar a bibliografia utilizando as normas estabelecidas em cada caso. [39].

As competências informacionais inferem aspectos específicos de cada indivíduo, desde os emocionais aos cognitivos e atitudinais, associados a capacidades de utilização das tecnologias, acesso a redes na procura e gestão da informação, bem como à necessidade de aprendizagem autónoma; ao mesmo tempo, envolvem os outros, interagindo num contexto; são dinâmicas e mutáveis à medida que se progride como ser social.

Com base nas propostas e normas ALFIN, surgiram modelos, desenvolvidos pela ACRL/ALA 2000 (Developed by the Association of College and Research Libraries), nos Estados Unidos, e pela ANZIIL, na Austrália e Nova Zelândia. [19, 40-42]Alguns dos que podem ser implementados concordam com a metodologia e o domínio de competências para determinar, aceder, avaliar, utilizar e compreender muitas das questões relacionadas com o uso da informação, bem como para a utilizar ética e legalmente. [33-35].

Os modelos a aplicar num programa ALFIN devem ter uma abordagem multidisciplinar que permita o ensino e a aprendizagem, estimule o pensamento crítico, permita a inter-relação entre alunos, professores e bibliotecários e relacione as actividades diárias com as disciplinas incluídas no currículo. [19, 41, 43].

O autor concorda com a crítica de Zelada,[19] , que sistematizou alguns dos modelos teóricos para o ensino de QI disponíveis na literatura consultada. Com base na sistematização efectuada, Zelada [19] classifica-os de acordo com os processos a que se destinam. Alguns dos modelos constituem instrumentos para a organização dos processos de: pesquisa, avaliação, tratamento e difusão ou comunicação da informação. [19, 27, 44, 45].

Os modelos mais difundidos e sistematizados são: Modelo de Gavilan e Modelo de Gavilan 2.0, Modelo OSLA, Modelo de Stripling Pitts, Modelo de Kuhlthau ou Processo de Procura de Informação (ISP), Modelo de Marland e Irving, Modelo PLUS de James Herring, Modelo SCONUL de aprendizagem baseada em projectos, Modelo BRUCE, Modelo de Educação Documental de Benito Morales.

Por último, é discutido o modelo Big6 [19, 44, 46] desenvolvido por Mike Eisenberg e Bob Berkowitz. Trata-se de um processo sistemático de resolução de problemas de informação apoiado pelo pensamento crítico. Também pode ser definido como as seis áreas de competências necessárias para a resolução eficaz e eficiente de problemas de informação (pontos específicos e estratégicos que ajudam a satisfazer as necessidades de informação) ou como um currículo completo de competências de utilização da biblioteca e de gestão da informação.

1.3.3 A literacia da informação nos profissionais de saúde.

A circunscrição da literacia da informação no ensino superior traz consigo o recurso às várias normas que, a nível internacional, enunciam os padrões avaliativos que determinam se um estudante é ou não literato da informação. Estes padrões surgiram no ano 2000 pela Association of College and Research Libraries (ACRL/ALA) e, indistintamente, organizações da profissão em diferentes regiões têm incluído outras considerações, indicadores e objectivos, declarando neles como denominador comum a ligação de professores e bibliotecários para desenvolver propostas ALFIN que conduzam à formação de um profissional da informação competente. [19, 38].

As competências essenciais, contextualizadas e adaptadas às condições do Sistema Nacional de Saúde de Cuba, tornam-se um requisito indispensável para garantir que os profissionais do sector incorporem os conhecimentos, capacidades e atitudes para o tratamento adequado da informação científica. Os elementos descritos em cada competência definem os conteúdos do processo de ensino-aprendizagem e especificam "o nível de competências para que uma pessoa adquira as aptidões que a tornarão literata em informação numa determinada fase do seu desenvolvimento" [47, 48]. [47, 48].

Estas normas são propícias a que "o indivíduo tome consciência dos seus conhecimentos, incluindo o "saber-fazer", o "saber-ser" e o "saber-ser" que lhe permitem pôr em prática o seu potencial de transferência e de aprendizagem ao longo da vida [47, 49].

As Competências Essenciais definem que um trabalhador no contexto das ciências da saúde é competente em matéria de gestão da informação se tiver a capacidade de [47, 50, 51]:

1. determinar as necessidades de informação.
2. Localizar e aceder corretamente às informações de que necessita.
3. Avaliar a autenticidade, a correção, o valor e a parcialidade da informação.
4. Organizar a informação e utilizá-la eficazmente.
5. Expandir, reestruturar ou criar novos conhecimentos através da integração de conhecimentos anteriores com os adquiridos.
6. Reconhecer a ética e a responsabilidade na utilização da informação.
7. Recomendar e/ou tomar as medidas adequadas com base na análise das informações.

Zelada [19] na sua pesquisa, a partir de uma abordagem materialista dialética, decide construir um modelo para a sua investigação, que se relaciona com o trabalho do professor, tarefas e funções para desenvolver os seus modos de ação, a partir do contexto da IC.

A partir da análise de Zelada [19, 50, 51] permitiu-lhe identificar para a investigação quatro ICs para conseguir o seu desenvolvimento nos professores da Universidade de Ciências Médicas de Havana.

1. motivação para aprender QIs
2. Competência na avaliação do desempenho da informação
3. Aquisição de informação e competência de processamento
4. Competência em matéria de comunicação e divulgação de informações

1.3.4 Literacia da informação para estudantes de Tecnologias da Saúde.

Segundo Zelada [19]a sistematização dos documentos normativos sobre educação médica mostra uma ausência de ações para aquisição de IC durante o processo de ensino-aprendizagem, desde a graduação dos profissionais das ciências médicas, que serão formados na pós-graduação como docentes ou tutores no desempenho de atividades profissionais na área de ensino e assistência, com exceção do curso de Bacharelado em SIS.

Na estrutura do plano de estudos da licenciatura em SIS, no plano de estudos D, o núcleo curricular inclui a disciplina integradora principal de IC e Ambientes de Redes Colaborativas, uma disciplina técnica para o tratamento da Informação Científica e da Biblioteconomia Médica, que resulta num licenciado com a IC exigida.

A conceção da disciplina para este programa centra-se nos aspectos teóricos e práticos da literacia da informação, bem como na formação das competências de informação estabelecidas por Fernandez [20] para os profissionais de saúde. Da mesma forma, assume as competências para professores propostas por Zelada [19]Prepara os estudantes como professores, atribuindo-lhes o papel de docentes na atividade prática, a fim de conceberem cursos num ambiente virtual de ensino e aprendizagem utilizando a plataforma Moodle, com base nos aspectos teóricos recebidos.

Com base na experiência do autor como docente da disciplina e nos conhecimentos adquiridos em cursos provinciais e nacionais sobre o tema, considera-se necessário analisar a formação em competências de informação nos estudantes de Tecnologias da Saúde em geral, enquadrados no contexto pós-pandémico da COVID-19, onde a utilização de espaços virtuais no processo de ensino teve um papel determinante na continuidade do ensino no país. É por esta razão que a proposta assume a utilização das TIC para o desenvolvimento de competências de informação.

O autor assume as sete competências informacionais essenciais estabelecidas por Fernandez [20] para os profissionais de saúde, mencionadas na secção anterior, e adapta-as ao ambiente da licenciatura no ensino universitário e à situação atual da sociedade cubana.

1.4 Tecnologias da informação e da comunicação.

1.4.1 Definições.

De acordo com a Lei 1341 da Colômbia [52] as TIC são o conjunto de recursos, ferramentas, equipamentos, software, aplicações, redes e meios de comunicação que permitem a compilação, o processamento, o armazenamento e a transmissão de informações como voz, dados, texto, vídeo e imagens.

Biblioteca Médica Nacional de Cuba [53] afirma que as tecnologias da informação e da comunicação (TIC) são todas as ferramentas e programas que processam, gerem, transmitem e partilham informação através de suportes tecnológicos. Os computadores, a Internet e as telecomunicações são as TIC mais difundidas, embora o seu crescimento e evolução estejam a levar ao aparecimento de cada vez mais modelos.

Por outro lado, Belloch [54] afirma que as TICs são o conjunto de tecnologias que permitem o acesso, a produção, o processamento e a comunicação de informações apresentadas em diferentes códigos (texto, imagem, som,...).

Outras definições referem que, em termos gerais, as TIC são o conjunto de ferramentas e soluções tecnológicas que permitem a eficiência, a organização e o tratamento da informação e das comunicações das pessoas, empresas e organizações em prol da eficácia e da agilidade. [55].

Pode também dizer-se que são as práticas e os conhecimentos ligados ao consumo e à transmissão de informação desenvolvidos e reforçados na sequência da transformação digital [55].

Universidade Latina da Costa Rica [56] define as TIC como os recursos e ferramentas que são utilizados para o processo, administração e distribuição de informação através de elementos tecnológicos, tais como: computadores, telefones, televisões, etc.

Cobo [57] , citando Fernandez [58] afirma que as TIC são definidas coletivamente como inovações em microeletrónica, computação (hardware e software), telecomunicações e optoelectrónica - microprocessadores, semicondutores, fibras ópticas - que permitem o processamento e a acumulação de enormes quantidades de informação, bem como uma rápida distribuição da informação através de redes de comunicação.

1.4.2 As tecnologias da informação e da comunicação na formação dos recursos humanos.

Desde o final do século XX, o ensino superior tem registado uma mudança progressiva do modelo tradicional baseado no processo de ensino para um modelo alternativo baseado na aprendizagem em que os estudantes são os protagonistas. Este novo modelo foi favorecido pelo desenvolvimento acelerado das TIC e da sua aplicação no domínio da educação. [6].

A utilização das TIC no contexto educativo tem facilitado o desenvolvimento de competências de aprendizagem autónoma nos alunos. Neste processo, o professor assume o papel de facilitador e de guia, enquanto o papel de líder cabe aos alunos. [6].

A formação dos recursos humanos articula-se fundamentalmente em torno de duas etapas: a educação geral, que se estende da primeira infância ao nível pré-universitário, e a educação universitária. Este último tem duas fases principais: a licenciatura e a pós-graduação.

É na educação geral que se devem formar e desenvolver as competências básicas do ser humano, pois são elas que o acompanharão ao longo da vida e contribuirão para o seu desenvolvimento intelectual no próprio percurso educativo. No caso das competências específicas, estas são formadas na licenciatura de acordo com a profissão, sendo consolidadas e alargadas na pós-graduação.

Em vários países, como é o caso de Cuba, o ensino politécnico está incluído no ensino geral, pelo que um número significativo de indivíduos forma e desenvolve as competências específicas da profissão no próprio ensino em que se formam as suas competências de base, para depois as alargar e consolidar na continuação dos estudos universitários ou no exercício da profissão.

As TIC desempenham um papel fundamental neste processo. O processo de informatização que a sociedade atual está a viver teve um impacto não só nos ambientes de trabalho, mas também na educação. Neste domínio, surgiu a tecnologia educativa, com dois aspectos fundamentais [59]:

- Software educativo, materiais audiovisuais ou aplicações móveis para o ensino de diferentes disciplinas.
- Um novo modelo pedagógico é também um exemplo de tecnologia educativa, uma vez que envolve uma série de técnicas e procedimentos de ensino. Para tal, são utilizados conceitos como a teoria dos sistemas. Atualmente, as Tecnologias de Informação e Comunicação (TIC) também foram incorporadas na tecnologia educativa através da Internet, dos computadores e da telefonia móvel, entre outras áreas.

A tecnologia educativa reformulou a forma de ensinar, uma vez que mantém os professores no terreno ligados ao mundo global para poderem transmitir o máximo de conhecimentos e agilizar o processo de aprendizagem, utilizando todas as ferramentas que a tecnologia nos fornece. [59].

A tecnologia está a influenciar o mundo da educação pelo menos de duas formas: uma relacionada com interesses pedagógicos, administrativos e de gestão escolar; e a outra com mudanças nas aptidões e competências necessárias para levar a cabo uma educação em sintonia com os objectivos propostos. [59].

Assim, a educação foi e está a ser fortemente influenciada pela inserção das TIC nas escolas, o que pode ser observado, por exemplo, em [59].

- A otimização dos recursos.
- A melhoria dos processos de ensino e de aprendizagem.
- Uma educação que visa "aprender a aprender".
- Gerar formação em relação a novas fontes de informação.
- Melhorar a relação entre a escola e a sociedade.

1.4.3. As tecnologias da informação e da comunicação na formação de competências de informação.

Como abordado pelo autor acima, os QI são considerados básicos - genéricos, no entanto, têm uma particularidade, ao mesmo tempo que são competências específicas.

Enquanto competências básicas - genéricas, são consideradas um elemento indispensável na vida quotidiana de qualquer ser humano na era da informação e da comunicação, em que as TIC desempenham um papel determinante em todo o ciclo de gestão da informação.

Do ponto de vista da competência específica, é considerada como tal por ser um elemento distintivo dos profissionais da informação, principalmente no domínio da biblioteca. É por esta razão que a formação em CI tem sido historicamente uma função atribuída à área das bibliotecas em todo o mundo, uma tendência que ainda hoje, apesar de ser um tema amplamente abordado e com necessidade urgente de transformação, continua a exercer uma forte influência no processo de formação.

Ao analisar o processo de formação dos ICs, é fundamental partir da educação dos utilizadores, serviço prestado pelas bibliotecas que tinha como função formar as pessoas nas competências necessárias à pesquisa da informação necessária e criar-lhes competências no âmbito das instituições deste tipo, fossem elas públicas, educativas, institucionais ou privadas.

O aparecimento e o rápido desenvolvimento das TIC provocaram uma mudança de paradigma no processo de gestão da informação. A digitalização da informação conduziu à obsolescência da literatura impressa para favorecer um maior consumo de informação através de diversas plataformas digitais, ao ponto de existirem atualmente bibliotecas digitais, para citar apenas um dos recursos de informação digital.

1.5. Processo de desenvolvimento de competências de literacia da informação utilizando as TIC

Com base na sistematização efectuada após a análise e avaliação da literatura científica consultada sobre o tema de estudo, podem determinar-se as seguintes generalidades no processo de desenvolvimento de competências de informação com recurso às TIC:

- Existe um duplo entendimento do tema, com alguns autores e regiões a utilizarem o termo literacia da informação e outros, como sinónimo, competências em matéria de informação.
- Na sociedade atual, parte-se do princípio de que as TIC são uma parte intrínseca do processo de formação e desenvolvimento da literacia da informação.

- As competências de literacia da informação continuam a ser vistas, na sua maioria, como específicas dos profissionais da informação e não são promovidas como básicas-genéricas para todas as pessoas.
- A formação e o desenvolvimento de competências de informação em Cuba são efectuados através de cursos de formação, principalmente para estudantes de pós-graduação.
- Há uma tendência para reforçar os processos de formação de competências informacionais ao nível da licenciatura, com acções concretas em algumas universidades baseadas em disciplinas optativas, bem como o estabelecimento de concepções teórico-metodológicas e estratégias didácticas para a sua formação.

O autor, com base na avaliação da literatura e na sua própria experiência, afirma que as competências de informação são o resultado da literacia da informação, assumindo o conceito de que as competências de informação são adquiridas através do processo de literacia da informação, no qual se concebe não só o desenvolvimento de competências de informação, mas também a formação de valores relacionados com o processo de gestão da informação. [60-63].

Ao mesmo tempo, não foi encontrada nenhuma concetualização teórica do processo de desenvolvimento de competências informacionais com o uso das TIC, pelo que o autor, para a investigação, define operacionalmente o processo de desenvolvimento de competências informacionais com o uso das TIC em estudantes da Faculdade de Tecnologia da Saúde da UCM-H como sendo o seguinte

> [...] um conjunto de acções metodologicamente organizadas e inter-relacionadas para o desenvolvimento de competências em informação durante a licenciatura, tendo por base os conhecimentos, o desenvolvimento de capacidades que permitam um desempenho profissional adequado e os valores que os devem caraterizar em relação à informação, permitindo uma gestão eficaz da informação e do conhecimento com recurso às TIC.

Conclusões do capítulo

Foi descrito o quadro teórico que sustenta o desenvolvimento da QI através da utilização das TIC. Sistematizaram-se as principais metodologias, estratégias e modelos de formação e desenvolvimento de competências de informação e a utilização das TIC no ensino superior, bem como o papel das TIC no desenvolvimento de competências de informação. Foi estabelecida uma definição operacional do processo de desenvolvimento de competências de informação com a utilização das TIC nos estudantes da Faculdade de Tecnologia da Saúde da Universidade de Ciências Médicas de Havana.

CAPÍTULO 2: ESTRATÉGIA METODOLÓGICA PARA O DESENVOLVIMENTO DE COMPETÊNCIAS DE INFORMAÇÃO UTILIZANDO AS TECNOLOGIAS DA INFORMAÇÃO E DA COMUNICAÇÃO

Capítulo II. Estratégia metodológica para o desenvolvimento de competências de informação com recurso às tecnologias de informação e comunicação.

Introdução ao capítulo

Este capítulo descreve as referências teóricas que sustentam a aplicação da estratégia metodológica proposta. A estratégia metodológica é definida operacionalmente com o uso das tecnologias de informação e comunicação para a formação de competências informacionais nos estudantes da Faculdade de Tecnologia da Saúde da Universidade de Ciências Médicas de Havana, que é descrita com base nos elementos que a compõem. Descrevem-se os objectivos, os fundamentos teóricos e as competências que estão presentes na estratégia, bem como as etapas, fases e acções metodológicas que a compõem.

2.1 Referenciais teóricos que sustentam a implementação da estratégia metodológica.

2.1.1 O desenvolvimento da literacia da informação no ensino universitário

A nível internacional, há exemplos da inclusão da formação em literacia da informação desde o nível de licenciatura. É o caso da Biblioteca da Faculdade de Direito da Universidade UDELAR, em Montevideu, onde Chávez e González [64] apresentam um relatório em que afirmam que, a par do progresso do novo currículo, esta se encontra numa dinâmica de constante mudança devido às novas necessidades e comportamentos dos utilizadores devido à adoção de novos modelos de aprendizagem. O bibliotecário deixou de ser um mero intermediário da informação para cumprir funções formativas, fazendo parte da aprendizagem colaborativa que se impõe.

Afirmam ainda que as mudanças ocorridas no meio académico obrigaram as bibliotecas e, em especial, o serviço de referência, não só a disporem dos instrumentos adequados, mas também, em primeiro lugar, a formarem-se nas suas capacidades de informação para, em seguida, desenvolverem as Competências de Informação necessárias para que os utilizadores adquiram e utilizem a informação de forma crítica e criativa e continuem num processo autónomo de formação constante.

A autora considera importante analisar o facto de, em Cuba, o cenário para o desenvolvimento das competências em informação ainda ser considerado como uma atividade de pós-graduação. Este facto está em contradição com a classificação de competências expressa por Hernandez [26]que afirma que as competências de informação são competências básicas-genéricas e, por isso, devem ser desenvolvidas em paralelo com o desenvolvimento intelectual do indivíduo desde a mais tenra idade.

Esta afirmação é também apoiada por Machado e Montes de Oca [65]que, a partir da sistematização da teoria e da prática, oferecem critérios sobre os requisitos essenciais para a conceção de currículos baseados em competências, na perspetiva da abordagem histórico-cultural, confirmando que a conceção de currículos exige um elevado grau de especialização, uma visão de futuro, criatividade e inovação, o desenvolvimento de competências de investigação, humanidade, experiência e sentido de pertença ao contexto em que os futuros licenciados irão desenvolver o seu trabalho profissional.

Seguindo essa ideia, a autora reafirma que os currículos do país na graduação ainda contemplam a formação por objetivos e não por competências, que, no caso dos cursos superiores de Tecnologia em Saúde, estão concentradas na Educação para o Trabalho. No entanto, no caso da IC, nota-se que elas não aparecem nos currículos dos referidos cursos superiores, com exceção do curso de Sistemas de Informação em Saúde, onde a formação em IC consta como disciplina do currículo e, portanto, é ministrada de forma curricular.

Para o ensino de graduação, por sua vez, têm sido dados passos no sentido da formação e desenvolvimento da CI através de cursos e programas de literacia da informação, entre outras acções. Entre elas, podem ser citados os seguintes autores.

Valverde e Rosales [66] propuseram um programa para a formação de competências informacionais em estudantes de graduação em Estomatologia, como uma proposta para um curso eletivo em nível de graduação, com o objetivo de desenvolver competências informacionais para a solução de problemas de ensino e tarefas de pesquisa. Realizaram uma investigação pedagógica na qual revisaram e adaptaram as competências essenciais 1 e 2 definidas nos Padrões de Competência em Informação do Sistema Nacional de Informação em Ciências da Saúde de Cuba, e levaram em conta os resultados dos diagnósticos da formação em pesquisa no curso de graduação em Estomatologia e o nível de conhecimento dos alunos do primeiro ano do próprio curso.

Suarez [67] na Universidad de las Ciencias Informáticas, apresentou uma conceção teórico-metodológica para a literacia da informação na preparação para o emprego de licenciados ligados à docência no curso de Engenharia Informática da UCI. Do mesmo modo, na própria universidade, Estrada, Fuentes e Simón [68]68], abordaram a formação de competências informacionais em Bioinformática a partir da graduação com a proposta de um modelo didático para atingir esse objetivo.

Com base na sua experiência, o autor parte do princípio de que, atualmente, os QI devem ser ensinados desde a mais tenra idade, mas, na sua qualidade de professor universitário, assume a responsabilidade de promover o seu desenvolvimento a partir da licenciatura, uma vez que não são ensinados no ensino geral atual. Por este motivo, propõe-se promover o desenvolvimento das QI a partir do currículo, começando pela disciplina Competências Informáticas e Ambientes Colaborativos em Rede com recurso às TIC. Para alcançar este objetivo, a presente investigação propõe a implementação de uma estratégia metodológica para a utilização das TIC no processo de desenvolvimento de competências de informação nos estudantes da Faculdade de Tecnologia da Saúde da UCM-H.

2.1.2 Parametrização das variáveis

O processo de parametrização, segundo Añorga J., "é a derivação feita como resultado da análise do objeto e/ou campo de estudo da investigação com elementos mensuráveis ou observáveis que permitem avaliar ou emitir juízos de valor sobre o estado, nível ou desenvolvimento do fenómeno ou processo em investigação. A parametrização tem como objetivo aprofundar o fenómeno ou objeto em investigação e pode ser utilizada para: diagnóstico, caraterização, validação, verificação, demonstração e/ou verificação" [39, 69, 70]. [39, 69, 70].

González [39] refere que a parametrização nos permite determinar a variável com a qual vamos trabalhar na investigação, definir dimensões, indicadores e os instrumentos que nos permitirão aprofundar o objeto e o campo, citando Lazo [71], que ao mesmo tempo afirma que para Artiles et. al. [72]variáveis são "as caraterísticas ou propriedades quantitativas ou qualitativas do fenómeno em estudo, que adquirem valores, magnitudes ou intensidades diferentes, variando em relação às unidades de observação".

Para determinar a variável, González [39] faz referência a Campistrous L. et al. [73]ao reconhecer como variáveis os conceitos ou qualidades gerais que servem para representar qualquer um dos estados particulares do aspeto da realidade a estudar; estes estados são os valores da variável e, em cada manifestação particular, em cada caso concreto, a variável assume um desses valores.

Tendo em conta as definições anteriores, o autor determina que a variável independente é a estratégia metodológica para a utilização das TIC e a variável dependente é o processo de desenvolvimento de competências informacionais nos alunos da Faculdade de Tecnologia da Saúde da UCM-H.

Variável independente

A variável independente "estratégia metodológica para a utilização das TIC" é composta por três níveis (interno, externo e contextual), quatro etapas (sensibilização e diagnóstico, planeamento, implementação e acompanhamento e, finalmente, avaliação). Ao mesmo tempo, cada etapa subdivide-se em fases. A integração das etapas e fases permite o desenvolvimento de um conjunto de acções metodológicas destinadas a resolver os problemas detectados, motivadas pela mudança do estado atual para o estado desejado. Implica um processo de planificação no qual se estabelecem sequências de acções orientadas para o fim a alcançar; isto não significa um único curso de acções, porque estão dialeticamente inter-relacionadas num plano global dos objectivos ou fins a perseguir e da metodologia para os alcançar, aspectos em que o autor coincide com a investigação realizada por Lorenzo [74].

Variável dependente

A variável dependente é o processo de desenvolvimento de competências informacionais nos alunos da Faculdade de Tecnologia da Saúde da UCM-H. Foi definida pelo autor no capítulo I e é analisada de acordo com as dimensões.

De acordo com González [39], o Diccionario de la Lengua Española [21] afirma que o termo dimensão é definido como "o comprimento ou a extensão de um objeto numa determinada direção".

Para determinar as dimensões, o autor teve em conta o que foi proposto por Gonzalez [39] que faz referência a Borges [75] sobre o que, em 2001, Gonzalez e Valcarcel afirmaram [76]que são "(...) as caraterísticas que facilitarão uma primeira divisão dentro do conceito" ou seja, as diferentes partes ou atributos a analisar num objeto, processo ou fenómeno expresso num conceito ou simplesmente diferentes direcções de análise".

Neste sentido, o autor define quatro dimensões: conhecimentos informacionais, competências informacionais, atitudes informacionais e aptidões informacionais. Para uma melhor compreensão e interpretação das mesmas, remetemos para os seus argumentos.

Dimensão 1: a literacia da informação, associada ao saber conhecer, baseia-se na capacidade de concetualizar, interpretar e argumentar sobre a informação de que o aluno necessita para enfrentar qualquer situação na vida prática e no seu ambiente profissional. Exprime o nível de conhecimentos adquiridos através dos conteúdos da disciplina sobre as competências de informação.

Dimensão 2: competências de informação, associadas ao saber-fazer. Denota as competências de aplicação das etapas, métodos, procedimentos e estratégias informacionais. Examina a forma como o estudante executa as competências necessárias para consolidar e desenvolver os conhecimentos adquiridos para assumir eficazmente a gestão da informação e do conhecimento.

Dimensão 3: atitudes informacionais, associadas ao saber ser. Avalia a auto-motivação, a iniciativa, os valores e o trabalho colaborativo na gestão da informação e do conhecimento. Tem em conta a vontade, a independência, a autonomia, o respeito e a ética em relação à propriedade intelectual, o compromisso, a autogestão da aprendizagem em correspondência com os avanços das TIC, e pressupõe também o cumprimento da ética profissional nos diferentes contextos a que estão afectados.

Dimensão 4: competências de informação, relacionadas com o saber ser. Pressupõe ter em conta os desafios específicos do aprendente no seu ambiente, tendo em conta as necessidades de crescimento pessoal e os processos de incerteza, com um espírito de desafio, competência e compromisso ético com a informação.

Após a interpretação das dimensões declaradas, são determinados os indicadores dessas dimensões, que resultam num total de 28, distribuídos uniformemente, sete em cada dimensão, numerados consecutivamente de acordo com o número que lhes foi atribuído.

Após a operacionalização da variável, foi atribuído um valor de medida aos indicadores com base numa escala ordinal de quatro posições: [4 (elevado)], [3 (médio)], [2 (baixo)], [1 (nenhum)].

2.1.3 Modelos de estratégias metodológicas

A utilização de estratégias no domínio da educação transformou as formas de trabalhar na sala de aula, uma vez que promove a integração de tarefas pedagógicas e didácticas inovadoras centradas na consecução da aprendizagem esperada dos alunos. [77, 78]. Por sua vez, Suárez, Palacios e Vera [77] resumem que Magallán, Franco e Tobar [79]afirmam que as estratégias se referem à capacidade de propor e orientar; o estrategista programa, organiza e dirige as tarefas de ensino para a consecução dos objectivos estabelecidos. Além disso, compreendem um conjunto de processos cognitivos que os alunos utilizam para organizar a informação obtida e, assim, compreender os processos e as diferentes acções intelectuais.

Suárez, Palacios e Vera [77] sistematizam a investigação de Aguilar-Gordón. [80] sobre as metodologias de ensino e a sua influência no processo de interaprendizagem na disciplina de Espanhol, permitiu-lhes identificar lacunas na área e propor alternativas de melhoria através de um guia de trabalho, com estratégias metodológicas activas que estimulam ativamente o empenho dos alunos, que foi aplicado pelos professores, A proposta de investigação foi abordada de forma sequencial pelos professores e acompanhada pelos diretores.

Mero [81] propõe na sua investigação uma estratégia metodológica composta por quatro etapas e descreve, em cada etapa, as actividades a desenvolver. As etapas descritas por ele são: conceção e desenvolvimento da estratégia metodológica; implementação e avaliação da estratégia; análise dos resultados; e, finalmente, divulgação e socialização dos resultados.

Suarez [82] propõe na sua investigação uma conceção teórico-metodológica para a literacia da informação na preparação para o emprego na carreira de Informática da

Universidade de Informática, no âmbito da qual concebe uma estratégia metodológica composta por quatro etapas (familiarização e diagnóstico, planeamento, execução e avaliação e feedback), fases e acções metodológicas.

Vale [83] propõe uma estrutura em que os componentes da estratégia são a missão, os objectivos, as acções, os métodos e procedimentos, os recursos, os responsáveis pelas acções e o tempo em que devem ser realizadas, as formas de execução e, finalmente, as formas de avaliação.

Zelada [19] estruturou o Modelo Curricular para a formação de IC em professores da Universidade de Ciências Médicas de Havana considerando a abstração da prática aliada à experiência da autora no desempenho do trabalho, o que lhe permitiu modelá-lo em componentes, fases e etapas.

O autor, a partir da sistematização dos diferentes modelos, assume o proposto por Valle [83] ajustado às estruturas apresentadas por Suárez [67] e Zelada [19], a partir das quais elabora sua própria estrutura que pode ser vista no item 2.3.1.

2.2 Estratégia metodológica para o desenvolvimento de competências de informação com recurso às tecnologias da informação e da comunicação.

O modelo de estratégia metodológica para a formação de competências informacionais com recurso às tecnologias de informação e comunicação baseia-se na contradição existente entre o profissional que se forma atualmente no ensino superior, utilizando como caso de estudo os alunos da Faculdade de Tecnologia da Saúde, que carece de formação em competências informacionais em ambientes digitais e o profissional competente em gestão da informação e do conhecimento com recurso às TIC que a sociedade contemporânea exige. O modelo proposto pode ser visualizado na figura 1.

Figura 1: Estratégia metodológica para o desenvolvimento de competências de informação com recurso às TIC.

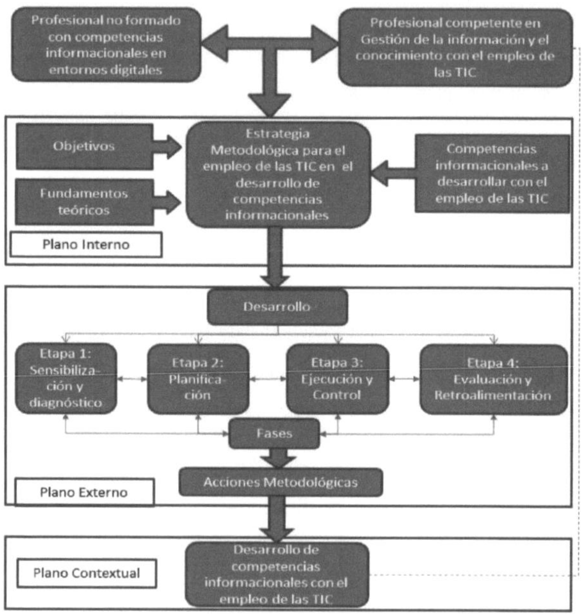

O modelo proposto é composto por três níveis (interno, externo e contextual). O nível interno estabelece os objectivos da estratégia metodológica, os fundamentos teóricos que a sustentam, bem como as competências de informação a desenvolver com a utilização das TIC.

O plano externo é composto por quatro etapas e várias fases, em número variável consoante a etapa, no âmbito das quais são estabelecidas as acções metodológicas a desenvolver, tendo em conta os objectivos gerais da estratégia metodológica e os objectivos específicos de cada etapa, fase e atividade.

O nível contextual mostra o desenvolvimento alcançado a partir da implementação da estratégia metodológica. Os resultados obtidos são abordados no capítulo III da investigação.

2.3 Descrição da estratégia metodológica para o desenvolvimento de competências de informação com o uso de tecnologias de informação e comunicação em estudantes de Tecnologia da Saúde na Universidade de Ciências Médicas de Havana.

A estratégia metodológica, tal como se apresenta na figura 1 do capítulo anterior, é constituída por planos, nos quais convergem etapas, fases, bem como elementos metodológicos como objectivos, fundamentos e acções metodológicas, entre outros. A estrutura da proposta é apresentada a seguir.

2.3.1 Nível interno

Objectivos da estratégia metodológica:

Objetivo geral

Desenvolver competências informacionais nos estudantes da Faculdade de Tecnologia da Saúde da Universidade de Ciências Médicas de Havana com a utilização das TIC.

Objectivos específicos:

Reforçar a utilização das TIC no processo de desenvolvimento das competências de informação.

Desenvolver as sete competências essenciais definidas para os profissionais de saúde em Cuba a partir do nível de licenciatura.

Fundamentos teóricos que sustentam a estratégia metodológica:

Filosófica: A filosofia marxista-leninista, baseada no seu método materialista dialético em relação direta com o processo de formação do homem em interação com a natureza e a sociedade através da prática social, tem em conta o desenvolvimento da conceção científica do mundo.

A partir da análise do processo pedagógico em que se considera a influência de vários factores, as mudanças que ocorrem, a experiência adquirida pelos alunos durante o estágio curricular, a interpretação correta entre o conteúdo da teoria e a realidade objetiva e o estabelecimento de uma relação estreita com a vida.

A estratégia metodológica, baseada na teoria marxista-leninista do conhecimento, é concebida para que, a partir dos problemas relacionados com o perfil profissional, o aluno possa determinar a necessidade de informação, ao mesmo tempo que realiza a pesquisa, a análise e a interpretação da informação, organizando-a e sendo capaz de adquirir os conhecimentos, as competências e os valores necessários para os utilizar no exercício do seu trabalho em qualquer um dos diferentes cenários de ação profissional. Considera a prática como o princípio e o fim da atividade cognitiva.

Considera também o papel das contradições no processo de aquisição de conhecimentos e a necessidade de determinar, entre outros, as contradições entre os novos conhecimentos, competências e valores que os estudantes adquirem durante o processo de formação e a produção intelectual no contexto dos cuidados durante a formação em exercício nos diferentes níveis de cuidados de saúde.

Entre o conhecimento teórico e a capacidade de o aplicar na prática durante a formação em CI, existe o nível dos conteúdos que são objeto de estudo em cada investigação ou problema prático do trabalho profissional, a partir do local de trabalho e das possibilidades reais da sua assimilação. Isto constitui uma força motriz a ter em conta na estratégia metodológica para o desenvolvimento do CI nos alunos da FATESA da Universidade de Ciências Médicas de Havana.

Baseia-se na posição que o aluno deve assumir em constante auto-preparação para aperfeiçoar a sua forma de pensar, sentir e agir, de modo a atingir a máxima qualidade nas avaliações. Resolver os problemas académicos dos alunos, com base no enriquecimento dos seus conhecimentos, competências e valores que este percurso lhes oferece. Tem em conta o projeto e a protocolização da formação em QI nos diferentes níveis de desempenho profissional como um fenómeno histórico-social que se processa por etapas em direção a níveis superiores.

Legal: Está especificado em todos os documentos orientadores analisados e utilizados na investigação, tais como: a Agenda 2030; as Diretrizes do PCC; RM 47/22 Regulamento organizativo do processo de ensino e da direção do trabalho docente e metodológico para as carreiras universitárias; o modelo profissional para as carreiras de Tecnologia da Saúde; RM do MES sobre o Modelo de formação profissional em Cuba;

as Bases do plano nacional de desenvolvimento económico e social até 2030: visão da nação, eixos e sectores estratégicos, entre outros documentos orientadores da educação médica cubana.

Psicológica: A estratégia metodológica baseia-se na psicologia que assume o paradigma histórico-cultural desenvolvido por Vygotsky. [19, 84] e seus seguidores.

Baseia-se no conceito de zona de desenvolvimento proximal, no qual o diagnóstico de cada um dos alunos desempenha um papel importante para a realização de pesquisas e a resolução de problemas profissionais em qualquer um dos níveis de cuidados de saúde onde se realiza a educação no trabalho, essencial para a continuidade como processo permanente.

É a base para perceber e implementar acções para receber a ajuda necessária e estimular a auto-aprendizagem para atingir os níveis desejados.

A estratégia considera o intercâmbio sistemático entre os estudantes, baseado numa comunicação respeitosa e no qual estes desempenham um papel ativo na discussão da estratégia metodológica para o desenvolvimento da IC nos estudantes da FATESA na Universidade de Ciências Médicas de Havana.

Através da troca de critérios relacionados com os problemas identificados, da reflexão crítica sobre os problemas profissionais, bem como de um interesse constante na procura de soluções para transformar a realidade e da aquisição de conhecimentos, competências e atitudes.

Tendo em conta a unidade do afetivo e do cognitivo. A realização de tarefas individuais e colectivas contribui para o aprofundamento dos conteúdos básicos, de modo a orientar o desenvolvimento integral da personalidade dos alunos e a estimular as suas realizações.

Sociológico: A análise dos princípios, teorias e modelos permitiu identificar problemas desenvolvidos na relevância social da estratégia metodológica.

A relevância sociológica dos aspectos informacionais é uma exigência crescente na sociedade, uma vez que a informação é um fenómeno social e um instrumento de capacitação, pelo que todas as actividades relacionadas com a informação devem abordar os seus fundamentos sociais.

A formação dos estudantes é uma prioridade para o SNS e para a Universidade de Ciências Médicas, sendo este o seu principal objetivo social, a que corresponderá a qualidade do desempenho académico dos estudantes.

A sociedade cubana requer estudantes mais bem preparados para realizar com êxito o seu trabalho, de acordo com o crescente avanço do processo de informatização, que exige cada vez mais a incorporação de uma perspetiva sociológica aos fenómenos da informação, de acordo com as exigências da sociedade atual.

A estratégia metodológica proposta é uma alternativa para preparar os alunos a partir do desempenho académico, elevando assim o nível de competência e desempenho em relação à informação, em correspondência com a sociedade atual e o desenvolvimento científico e tecnológico, para aplicar os princípios básicos da educação e ajudar a formar recursos humanos com qualidade.

Pedagógica: A estratégia metodológica proposta baseia-se nas concepções pedagógicas marxistas-leninistas e marcianas em que assenta a pedagogia cubana, com o objetivo de alcançar a unidade entre instrução, educação e desenvolvimento.

Assume-se a necessidade de organizar a formação em relação à vida, de adequar a estratégia metodológica às condições reais do território, aos problemas relacionados com a educação para a saúde e aos momentos das transformações que ocorrem no SNS, de forma a articular o processo com o contexto social.

Pressupõe os fundamentos e as técnicas pedagógicas, uma vez que proporciona o domínio de métodos e procedimentos modernos no domínio da educação e do ensino, bem como a influência pedagógica sobre o aluno.

O processo pedagógico, em correspondência com a pedagogia, concentra a sua atenção no estudo da atividade do educador e do aluno. É a base sobre a qual se elaboram a teoria e a metodologia, bem como a organização e o aperfeiçoamento dos conteúdos, dos métodos, dos procedimentos e dos meios.

A própria estratégia metodológica favorece o desenvolvimento do processo de investigação de forma estratificada, sendo importante considerar as caraterísticas de todos os intervenientes no processo de desenvolvimento de competências de informação.

É tida em conta a relação indispensável entre os componentes responsáveis pelo processo, bem como entre estes e a estratégia metodológica para o desenvolvimento do QI nos alunos da FATESA da Universidade de Ciências Médicas de Havana.

Considera-se que o aluno continua a ser um sujeito ativo, através de um auto-aperfeiçoamento constante e consciente na interação com os outros, a partir da construção do conhecimento, como guia para um comportamento adequado.

Com base na experiência adquirida e nas suas atitudes, orientarão o seu desenvolvimento pessoal e a melhoria do seu desempenho académico e das actividades de prática pré-profissional nos diferentes cenários da educação no trabalho.

São estabelecidos métodos de trabalho planificados, baseados nos princípios da educação médica contemporânea, em que o aluno, sob a orientação do professor, desenvolve o processo de ensino-aprendizagem como uma entidade ativa e responsável, o que corresponderá aos resultados académicos que alcançar.

No desenvolvimento da IC a partir da estratégia metodológica, as leis da pedagogia referidas pelo Dr. Chávez et al. [19, 85]O desenvolvimento da IC a partir da estratégia metodológica baseia-se em considerar o aperfeiçoamento e o desempenho profissional como processos pedagógicos associados ao carácter social da educação humana no processo de preparação permanente e contínua.

Desta forma, a estratégia metodológica proposta considera todos os ambientes socioculturais que rodeiam os estudantes da Faculdade de Tecnologia da Saúde da Universidade de Ciências Médicas de Havana, tais como o ambiente de trabalho e pessoal, considerando que o seu desempenho se desenvolve nos cenários de educação no trabalho.

Didática: Está essencialmente contida na estratégia metodológica. Todo o processo de desenvolvimento das competências de informação está implícito na Didática e assume-se como a ciência que estuda o processo de ensino-aprendizagem que visa preparar as pessoas para a vida, com base na unidade entre os aspectos instrucionais, educativos e desenvolvimentais, a metodologia, os procedimentos a utilizar e as relações entre as categorias didácticas (objectivos, conteúdos, métodos, modalidades de ensino, meios de ensino, formas de organização e avaliação). Estas relações entre as componentes são evidenciadas, a partir do ALFIN, como um problema de ensino, reforçando o papel orientador do objetivo.

Educação Médica: Ao longo do processo de modelação da estratégia metodológica, a Educação Médica está presente, para que a CI possa ser desenvolvida. São expressos os princípios da educação no trabalho, da formação permanente e contínua, da integração do ensino, da assistência e da investigação, da melhoria do desempenho e do comportamento profissional e humano.

A estratégia metodológica baseia-se na teoria educativa da formação médica, que visa o aperfeiçoamento profissional e humano, bem como na abordagem histórico-cultural, baseada no pressuposto:

- o tratamento personalizado dos alunos que participam nas acções de formação, com base na caraterização do desenvolvimento do QI dos alunos. São tidos em conta os problemas informacionais que surgem neste processo de desenvolvimento, expressos no cumprimento das suas actividades curriculares e extracurriculares e manifestados no seu desempenho académico.
- atenção às diferenças individuais e às do contexto socioeconómico em que se desenvolvem, com base nos elementos utilizados para caraterizar o processo de desenvolvimento e expressão do CI no processo educativo em que participam.
- a relação entre os aspectos cognitivos e afectivos, baseados nas experiências dos estudantes do ponto de vista académico, e as relações interpessoais que se desenvolvem durante a participação nas acções de formação, entre os participantes e o pessoal docente.

O investigador, considerando que esta abordagem beneficia a gestão formativa do aluno como entidade principal no processo de ensino-aprendizagem, orienta-se para o desempenho académico dos alunos para os quais a estratégia metodológica para o desenvolvimento da IC é concebida e demonstrada.

Tecnológico: O autor considera que, na perspetiva desta investigação, embora este fundamento esteja implícito como elemento dinâmico do processo ALFIN, ao promover a utilização de recursos informáticos e de informação para a pesquisa, seleção, organização, análise e comunicação da informação científica, constitui um elemento indispensável para a profissão.

É, pois, necessário utilizá-las de forma consciente, o que favorece o desenvolvimento de conhecimentos, competências e comportamentos na utilização e acesso às TIC, permitindo simultaneamente uma gestão eficaz da informação e do conhecimento científicos, com base no número de formatos, suportes e recursos digitais existentes. Assim, é importante salientar o reforço da utilização das TIC no âmbito da estratégia metodológica.

No processo de formação ALFIN, na estratégia metodológica concebida, as TIC desempenham um papel fundamental, incluindo a gamificação que é implementada em workshops, a utilização da sala de aula virtual de saúde, a formação e outras actividades que são apresentadas como parte do processo, em que os alunos põem em prática os seus conhecimentos com a utilização de ferramentas recreativas para atingir um objetivo específico.

É também evidente nas acções e procedimentos metodológicos que são implementados na estratégia metodológica e na preparação de actividades didático-metodológicas, curso, workshop e formação sobre ALFIN que é dada ao aluno como parte da sua preparação na sua formação contínua, o que resulta na sua formação integral como profissional. Estes postulados teóricos enunciados são condicionados e apoiados pela investigação educacional, o seu desenvolvimento e a ligação entre os aspectos filosóficos, sociológicos, pedagógicos, psicológicos, didácticos, tecnológicos e legais da estratégia metodológica.

Competências de informação a desenvolver com a utilização das TIC:

O autor assume as competências, subcompetências e indicadores indicados por Fernández [20] com base nos resultados de aprendizagem a alcançar através do seu desenvolvimento.

2.3.2 Plano externo

Fase 1. Sensibilização e diagnóstico

Constitui a fase inicial da estratégia metodológica a nível externo. É constituída por duas fases, a sensibilização e o diagnóstico. Nestas fases, obtém-se a informação necessária para poder planear e executar a estratégia, para posteriormente realizar o seu controlo, validação, análise dos resultados e feedback, de forma a melhorar todos os aspectos necessários que contribuem para tornar a proposta mais robusta.

Objectivos:

1. Sensibilizar as autoridades académicas e os alunos da Faculdade de Tecnologia da Saúde para a necessidade de desenvolver competências de informação nos alunos com a utilização das TIC, de modo a fornecer elementos que, a partir da academia, possam contribuir para formar um profissional competente na gestão da informação e do conhecimento.
2. Determinar o estado de desenvolvimento das competências informacionais nos estudantes da Faculdade de Tecnologia da Saúde da Universidade de Ciências Médicas de Havana.
3. Caracterizar a amostra de estudantes envolvidos no estudo, a fim de obter uma conceção óptima da estratégia metodológica.
4. Determinar as necessidades e interesses de aprendizagem dos estudantes das carreiras de Tecnologias da Saúde em relação ao ALFIN na preparação académica para uma gestão eficiente da informação e do conhecimento no processo de ensino-aprendizagem.

Fase 1: Sensibilização

Objetivo:

Sensibilizar as autoridades académicas e os estudantes da Faculdade de Tecnologia da Saúde para a necessidade de desenvolver competências de informação nos estudantes com a utilização das TIC, de modo a fornecer elementos que, a partir da academia, possam contribuir para formar um profissional competente na gestão da informação e do conhecimento.

Acções metodológicas:

- Realizar uma reunião com as autoridades académicas da Faculdade de Tecnologia da Saúde para as sensibilizar para a necessidade de desenvolver as competências de informação dos estudantes através da utilização das TIC.
- Realizar uma reunião com os alunos da Faculdade de Tecnologia da Saúde para os sensibilizar para a necessidade de desenvolverem competências de informação com recurso às TIC que contribuam para a sua formação profissional, demonstrando a necessidade de o fazerem em actividades curriculares e extracurriculares.
- Desenvolver um workshop motivacional com os alunos onde estes, com base nas suas experiências, transmitam a forma que consideram mais propícia ao desenvolvimento da estratégia metodológica, de modo a que a conceção da mesma seja ajustada às expectativas dos utilizadores.
- Caracterizar o ambiente pedagógico e tecnológico para a implementação da estratégia metodológica.

Fase 2: Diagnóstico

Objectivos:

1. Determinar o estado de desenvolvimento das competências informacionais nos estudantes da Faculdade de Tecnologia da Saúde da Universidade de Ciências Médicas de Havana.
2. Caracterizar a amostra de estudantes envolvidos no estudo, a fim de obter uma conceção óptima da estratégia metodológica.
3. Determinar as necessidades e interesses de aprendizagem dos estudantes das carreiras de Tecnologias da Saúde em relação ao ALFIN na preparação académica para uma gestão eficiente da informação e do conhecimento no processo de ensino-aprendizagem.

Acções metodológicas:

- Aplicar o instrumento de autoavaliação das competências em matéria de informação utilizando o questionário ALFIN-HUMASS adaptado por Fernandez [20].
- Aplicar o questionário inicial para caraterizar o público e ajustar as actividades previstas na estratégia metodológica em conformidade, a fim de obter maior eficácia e aceitação.
- Realizar uma reunião com os estudantes da Faculdade de Tecnologia da Saúde para os informar sobre os objectivos, a estrutura e as acções previstas para a estratégia metodológica para o desenvolvimento de competências de informação com a utilização das TIC.
- Intercâmbio com os estudantes sobre os serviços prestados pela biblioteca, o sítio Web da faculdade, a Revista Cubana de Tecnologia da Saúde e a Revista Habanera de Ciências Médicas, pertencentes à Faculdade de Tecnologia da Saúde e à Universidade de Ciências Médicas de Havana, respetivamente, para que possam estar actualizados sobre a bibliografia e os recursos de informação aí existentes, que são muito úteis para o ensino.
- Processar os resultados obtidos nos instrumentos aplicados para determinar as necessidades de aprendizagem dos alunos envolvidos na investigação.
- Caracterizar o estado inicial do desenvolvimento das competências de informação nos alunos investigados com base no diagnóstico inicial.
- Avaliar com os alunos os resultados obtidos e as suas expectativas em relação à estratégia metodológica.
- Determinar os conteúdos sobre as competências de informação necessárias, com base nos interesses profissionais detectados nos alunos, a fim de os incluir nos materiais da disciplina.
- Rever os documentos legais (Diretrizes PCC, RM do MES, RM 47/2022, modelo do profissional, Regulamento sobre a informatização do país, programas de disciplinas e matérias) para trocar com os alunos sobre as exigências sociais relativas às competências de informação em ambientes digitais.

- Atualizar os estudantes no que diz respeito aos requisitos sociais relativos às competências de informação de acordo com a documentação legal.

Fase 2. Planeamento

Constitui a segunda etapa da estratégia metodológica a nível externo. É constituída por três fases: análise documental, organização dos conteúdos e virtualização dos recursos educativos. Com base na informação recolhida na pesquisa bibliográfica e nos inquéritos e entrevistas efectuados, será concebida e desenvolvida uma estratégia metodológica específica para o desenvolvimento de competências informacionais nos estudantes da FATESA da Universidade de Ciências Médicas de Havana.

Objectivos:

1. Analisar a base legal que sustenta o processo de desenvolvimento de competências informacionais nos alunos com o uso das TIC, a fim de fornecer os elementos que, a partir da academia, podem contribuir para a formação de um profissional competente na gestão da informação e do conhecimento.
2. Determinar os conteúdos e a sua organização para promover o desenvolvimento de competências informacionais nos alunos da Faculdade de Tecnologia da Saúde da Universidade de Ciências Médicas de Havana através da disciplina, tendo em conta os resultados do diagnóstico efectuado.
3. Atualizar os conteúdos de forma a proporcionar aos alunos conhecimentos baseados na realidade quotidiana e relacionados com o ambiente profissional em que trabalham na educação no trabalho, para que consigam uma relação adequada entre os conhecimentos necessários para o desenvolvimento das suas competências, atitudes profissionais e valores necessários em relação à gestão da informação e do conhecimento.
4. Virtualização dos conteúdos na Aula Virtual de Saúde, com o objetivo de aumentar a utilização das TIC no processo de ensino-aprendizagem.
5. Desenvolvimento de conteúdos digitais para o processo de ensino-aprendizagem da disciplina.

Fase 1: Análise documental

Objectivos:

1. Analisar a base legal que sustenta o processo de desenvolvimento de competências informacionais nos alunos com o uso das TIC, a fim de fornecer os elementos que, a partir da academia, podem contribuir para a formação de um profissional competente na gestão da informação e do conhecimento.

Acções metodológicas:

- Analisar a RM 47/2022 e as instruções em vigor para os cursos de licenciatura, os objectivos, métodos, meios, formas de organização e avaliação que serão desenvolvidos durante o processo de desenvolvimento de competências de informação através da disciplina Competências de informação e ambientes de trabalho colaborativo em rede.
- Revisão dos programas da Disciplina Núcleo Integrador, da disciplina educação no trabalho, fichas de competências para a educação no trabalho, plano didático-metodológico, projeto educativo e programa da disciplina Competências informáticas e ambientes de trabalho colaborativo em rede.

<u>Fase 2: Organização do conteúdo</u>

Objectivos:

1. Determinar os conteúdos e a sua organização para promover o desenvolvimento de competências informacionais nos alunos da Faculdade de Tecnologia da Saúde da Universidade de Ciências Médicas de Havana através da disciplina, tendo em conta os resultados do diagnóstico efectuado.
2. Atualizar os conteúdos de forma a proporcionar aos alunos conhecimentos baseados na realidade quotidiana e relacionados com o ambiente profissional em que trabalham na educação no trabalho, para que consigam uma relação adequada entre os conhecimentos necessários para o desenvolvimento das suas competências, atitudes profissionais e valores necessários em relação à gestão da informação e do conhecimento.

Acções metodológicas:

- Revisão dos programas das disciplinas nucleares integradoras, do plano de formação em alternância, das fichas de competências em alternância, do plano didático-metodológico, do projeto educativo e do programa da disciplina.
- Com base nas possibilidades existentes, modificar os conteúdos programáticos para os ajustar às necessidades dos alunos identificadas no diagnóstico, bem como ter em conta as mais recentes tecnologias educativas. [86-88].
- Organização dos conteúdos de acordo com os tópicos previstos no programa da disciplina e as competências de informação a desenvolver.
- Determinar as diferentes formas de organização e os componentes didácticos a utilizar em cada uma delas, os recursos de informação e a bibliografia.
- Determinar as ferramentas e recursos infotecnológicos que serão utilizados na estratégia metodológica.
- Selecionar os meios de ensino-aprendizagem, os recursos humanos e informacionais que irão apoiar as acções metodológicas, tais como bases de dados científicas, Internet, computadores, bibliografia, bibliotecários, entre outros.
- Verificar o funcionamento dos computadores do laboratório, as ligações, o acesso à Internet, a disponibilidade das bases de dados e o horário estabelecido.

Fase 3: Virtualização dos recursos educativos

Objectivos:

1. Virtualizar os conteúdos na Sala de Aula Virtual de Saúde, de forma a aumentar a utilização das TIC no processo de ensino-aprendizagem.
2. Desenvolver conteúdos digitais para o processo de ensino-aprendizagem da disciplina.

Acções metodológicas:

- Determinar as ferramentas e recursos infotecnológicos que serão utilizados na estratégia metodológica.
- Atualização dos conteúdos e incorporação de novas actividades e recursos no curso Aula Virtual de Saúde.

- Organização dos conteúdos de acordo com os tópicos previstos no programa da disciplina e as competências de informação a desenvolver no espaço da Aula Virtual de Saúde.
- Determinar as diferentes formas de organização e os componentes didácticos a utilizar em cada uma delas, os recursos de informação e a bibliografia em formato digital dentro da Aula Virtual de Saúde.
- Desenvolvimento de materiais didácticos, questões de controlo e conceção de actividades de avaliação a partir da Aula Virtual de Saúde.

Fase 3. Aplicação e controlo

Esta é a terceira fase da estratégia metodológica proposta. Nesta fase, desenvolve-se a implementação e a avaliação dos conteúdos incluídos na estratégia. É composta por duas fases: execução e controlo. Na primeira fase, a estratégia metodológica concebida será implementada num grupo de estudantes da faculdade, que receberão formação e apoio na utilização das ferramentas e recursos tecnológicos propostos na disciplina de competências de informação e ambientes de rede colaborativa. Posteriormente, na segunda fase, o impacto da estratégia no desenvolvimento das competências informacionais dos alunos será avaliado através de vários indicadores, incluindo a melhoria da utilização das TIC no processo de ensino-aprendizagem para a formação de competências informacionais, a criação de recursos digitais, a participação em comunidades virtuais, entre outros.

<u>Objectivos:</u>

1. Lecionar a disciplina Competências de informação e ambientes de rede colaborativa aos alunos do quarto ano do curso regular diurno da licenciatura em Sistemas de Informação em Saúde, como amostra selecionada.
2. Implementar todas as acções metodológicas previstas na estratégia.
3. Permitir e utilizar canais de troca de informação entre professores e alunos como forma de utilizar as TIC para facilitar o processo de desenvolvimento de competências de informação através da tecnologia móvel.

4. Avaliar o desenvolvimento da literacia da informação através de actividades de avaliação e acompanhamento do desempenho académico e de visitas a áreas de formação em contexto de trabalho.
5. Desenvolver competências na área prática, que serão avaliadas através da ficha de avaliação de competências de ensino em contexto de trabalho.

Fase 1: Implementação

Objectivos:

1. Lecionar a disciplina Competências de informação e ambientes de rede colaborativa aos alunos do quarto ano do curso regular diurno da licenciatura em Sistemas de Informação em Saúde, como amostra selecionada.
2. Implementar todas as acções metodológicas previstas na estratégia.
3. Permitir e utilizar canais de troca de informação entre professores e alunos como forma de utilizar as TIC para facilitar o processo de desenvolvimento de competências de informação através da tecnologia móvel.

Acções metodológicas:

- Determinar as ferramentas e os recursos infotecnológicos que serão utilizados na estratégia metodológica.
- Atualização dos conteúdos e incorporação de novas actividades e recursos no curso Aula Virtual de Saúde.
- Organização dos conteúdos de acordo com os tópicos previstos no programa da disciplina e as competências de informação a desenvolver no espaço da Aula Virtual de Saúde.
- Determinar as diferentes formas de organização e os componentes didácticos a utilizar em cada uma delas, os recursos de informação e a bibliografia em formato digital dentro da Aula Virtual de Saúde.
- Aplicar ferramentas e recursos de informação, tais como gestores bibliográficos (Zotero, Endnote, Mendeley, entre outros) para a organização, recuperação e utilização da bibliografia como tecnologia de apoio à AEP e a utilização do Google Scholar para criar perfis, bibliotecas, alertas para o acompanhamento de

um tema específico, efetuar pesquisas, recuperá-las, referenciar e citar autores reconhecidos.

- Implementar as formas organizacionais planeadas e as actividades práticas e teóricas previstas para o desenvolvimento de competências de informação.

Fase 2: Controlo

Objectivos:

1. Avaliar o desenvolvimento da literacia da informação através de actividades de avaliação e acompanhamento do desempenho académico e de visitas a áreas de formação em contexto de trabalho.
2. Desenvolver competências na área prática, que serão avaliadas através da ficha de avaliação de competências de ensino em contexto de trabalho.

Acções metodológicas:

- Desenvolvimento de actividades de acompanhamento e avaliação na Aula Virtual de Saúde.
- Informação aos estudantes sobre o calendário das rotações de formação em contexto de trabalho e indicação das competências a desenvolver nessas rotações.
- Implementação de actividades de acompanhamento da educação em contexto de trabalho.
- Avaliação do desempenho nas áreas em que os alunos realizam actividades de educação em contexto de trabalho, com ênfase na utilização de ferramentas informáticas e das TIC para resolver problemas no ambiente de trabalho.
- Avaliação dos conteúdos leccionados na disciplina de acordo com o planeamento estabelecido no programa da disciplina, promovendo a utilização das TIC para a resolução dos exercícios propostos.
- Concretizar a avaliação, que deve ser efectuada de forma sistemática, para que os alunos se apropriem dos conhecimentos, competências e comportamentos para o desenvolvimento de uma cultura da informação, recorrendo às várias formas de avaliação.

- Realização de um exercício teórico-prático final em que os alunos demonstram os conhecimentos e competências desenvolvidos durante o curso.

Fase 4. Avaliação e feedback

Esta é a última fase da estratégia metodológica proposta. Incluirá a análise dos resultados obtidos com a implementação e avaliação da estratégia metodológica, com o objetivo de identificar pontos fortes, pontos fracos e possíveis melhorias para futuras implementações. Da mesma forma, os resultados obtidos serão divulgados e socializados através de artigos científicos, apresentações em conferências e seminários, e publicações em revistas especializadas, com o objetivo de contribuir para o conhecimento e desenvolvimento de competências de informação no ambiente universitário desde a licenciatura.

A avaliação cumpre uma função diagnóstica, formativa e de controlo, e será utilizada nas suas diferentes modalidades: avaliação, co-avaliação e autoavaliação, para emitir os critérios de valor no cumprimento dos objectivos propostos na disciplina e nas actividades metodológicas propostas. É necessário especificar que a avaliação será realizada ao longo de todo o processo, antes, durante e depois, garantindo assim um feedback contínuo e o cumprimento do objetivo.

Esta etapa é composta por duas fases: avaliação e feedback.

Objectivos:

1. Avaliar sistematicamente cada uma das etapas e fases do processo em função dos conhecimentos, das competências, dos comportamentos e dos valores que os alunos adquiriram durante a sua formação contínua no âmbito do desenvolvimento da disciplina.
2. Diagnosticar a melhoria e o desenvolvimento das competências de informação previstas.
3. Avaliar o grau de satisfação com o desenvolvimento da estratégia metodológica com base nos conteúdos, na utilização das TIC, na organização dos conteúdos e das actividades, entre outros aspectos.
4. Validar a estratégia com base em pareceres de peritos.

5. Adaptar os conteúdos, as etapas, as fases e as acções com base nos resultados obtidos, a fim de obter resultados qualitativamente superiores em futuras edições.

Fase 1: Avaliação

Objectivos:

1. Avaliar sistematicamente cada uma das etapas e fases do processo em função dos conhecimentos, das competências, dos comportamentos e dos valores que os alunos adquiriram durante a sua formação contínua no âmbito do desenvolvimento da disciplina.
2. Diagnosticar a melhoria e o desenvolvimento das competências de informação previstas.
3. Avaliar o grau de satisfação com o desenvolvimento da estratégia metodológica com base nos conteúdos, na utilização das TIC, na organização dos conteúdos e das actividades, entre outros aspectos.

Acções metodológicas:

- Análise dos resultados obtidos pelos alunos durante o curso da disciplina.
- Análise dos resultados obtidos pelos estudantes durante a formação em contexto de trabalho.
- Aplicação pós-curso do questionário de autoavaliação da literacia da informação ALFIN-HUMASS adaptado por Fernandez. [20].
- Aplicação do inquérito de satisfação.

Fase 2: Feedback

Objectivos:

1. Validar a estratégia com base em pareceres de peritos.
2. Adaptar os conteúdos, as etapas, as fases e as acções com base nos resultados obtidos, a fim de obter resultados qualitativamente superiores em futuras edições.

Acções metodológicas:

- Determinação da pertinência social da estratégia metodológica proposta.
- Validação da estratégia metodológica por peritos.
- Validação dos instrumentos a aplicar por peritos.
- Atualizar a estratégia com base nos resultados obtidos durante a sua aplicação e validação.

2.3.3 Nível contextual

Este nível caracteriza-se pelo desenvolvimento de competências de informação com a utilização das TIC. Isto é demonstrado pela análise dos resultados alcançados durante a avaliação sistemática e final do desenvolvimento de competências de informação pelos estudantes na sala de aula universitária, na sala de aula virtual e na área de desempenho da formação em contexto de trabalho.

Conclusões do capítulo

Foram descritos os referenciais teóricos que sustentam a implementação da estratégia metodológica proposta. Foi efectuada a definição operacional da estratégia metodológica com a utilização das tecnologias da informação e da comunicação para o desenvolvimento de competências informacionais nos estudantes da Faculdade de Tecnologia da Saúde da Universidade de Ciências Médicas de Havana. A estratégia metodológica proposta foi modelizada. A estratégia proposta também foi descrita.

CAPÍTULO 3: APLICAÇÃO E AVALIAÇÃO DOS RESULTADOS

Capítulo III. Aplicação e avaliação dos resultados

Introdução ao capítulo

Este capítulo trata do processo de implementação da estratégia metodológica. Para o efeito, são discutidos os resultados obtidos após a aplicação do diagnóstico e do questionário inicial para a caraterização do público, a caraterização do ambiente de implementação, bem como os resultados alcançados pelos alunos durante o desenvolvimento da estratégia. A estratégia metodológica proposta é descrita e são também apresentados os resultados das validações por peritos dos instrumentos aplicados e da própria estratégia, bem como os resultados do inquérito de satisfação dos alunos que frequentaram a disciplina com a estratégia implementada.

3.1 Diagnóstico inicial das competências informacionais com a utilização das tecnologias da informação e da comunicação em estudantes de licenciatura da Faculdade de Tecnologia da Saúde da Universidade de Ciências Médicas de Havana.

3.1.1 Conceber o diagnóstico inicial

O diagnóstico inicial foi efectuado utilizando o questionário de autoavaliação de competências ALFIN-HUMASS adaptado por Fernández [20]. Este questionário foi concebido para apurar a opinião sobre conhecimentos e competências no processamento e utilização da informação. Nele, o aluno indica a sua avaliação das seguintes competências, assinalando com um círculo a que melhor exprime a sua resposta, numa escala de 1 (mais baixa) a 9 (excelente). Avaliará também cada competência em relação a três variáveis (empenhamento motivacional, auto-eficácia e fonte de aprendizagem).

3.1.2 Avaliação dos resultados do diagnóstico inicial

Para a análise dos indicadores "empenhamento na motivação" e "auto-eficácia", foi utilizada a mediana como medida de síntese. No caso da "fonte de aprendizagem", foi utilizada a moda. Desta forma, evitou-se o enviesamento devido à presença de valores anómalos ou incongruentes na observação das respostas dadas pelos inquiridos.

Para a interpretação dos dados, foi utilizada a seguinte escala:

1 Baixo; 2-3 Médio Baixo; 4-6 Médio; 7-8 Médio Alto e 9 Alto

Os resultados globais do diagnóstico inicial são apresentados na tabela 1, que mostra os indicadores agrupados de acordo com as medidas de tendência central declaradas, agrupadas pelas quatro categorias de conhecimentos e competências apresentadas no instrumento aplicado.

Tabela 1. Resultados do diagnóstico inicial

<table>
<tr><th>Relativamente a...</th><th>Envolvimento motivacional</th><th>Eficácia própria</th><th>Fonte de aprendizagem</th></tr>
<tr><td rowspan="2">Conhecimentos-Competências</td><td>Baixa Alta</td><td>Baixa Alta</td><td rowspan="2">Cl - Aulas - 1 Co - Cursos - 2 B - Biblioteca - 3 A - Auto-preparação - 4 O - Outros - 5</td></tr>
<tr><td>1 2 3 4 5 6 7 8 9</td><td>1 2 3 4 5 6 7 8 9</td></tr>
<tr><td>Pesquisa de informações</td><td>6,0</td><td>6,0</td><td>1,0</td></tr>
<tr><td>Avaliação da informação</td><td>8,0</td><td>8,0</td><td>1,0</td></tr>
<tr><td>Tratamento da informação</td><td>6,0</td><td>7,0</td><td>1,0</td></tr>
<tr><td>Comunicação e divulgação de informações</td><td>5,0</td><td>6,0</td><td>1,0</td></tr>
</table>

Relativamente ao critério "empenho motivacional", verifica-se uma tendência para uma classificação média, com três dos quatro indicadores a apresentarem valores entre 4 e 6, destacando-se na categoria médio-alto a avaliação da informação como o conhecimento/competência que mais motiva os alunos.

No que se refere à auto-eficácia, verifica-se uma tendência para os alunos atribuírem uma classificação mais elevada à auto-eficácia, sendo que dois dos critérios têm uma classificação média e os restantes dois têm uma classificação média-alta. A este respeito, os conhecimentos/competências em que os alunos atribuem maior valor à sua auto-eficácia são a avaliação e o tratamento da informação.

Relativamente à fonte de aprendizagem, é consensual que os conhecimentos/competências estudados são adquiridos na sala de aula.

3.2 Caracterização dos alunos de acordo com o questionário inicial de competências

A amostra estudada era constituída por 29 estudantes, dos quais 13 eram do sexo masculino e 16 do sexo feminino, com uma predominância do sexo feminino, com um rácio de 1,23 mulheres para homens na amostra.

A média de idades é de 22 anos, todos eles provenientes de estudos pré-universitários. Neste aspeto, é de salientar que apenas uma minoria, 4 (15%), passou nos exames de admissão e candidatou-se ao curso que está a frequentar desde a primeira chamada, pelo que a motivação para o perfil profissional é um elemento a trabalhar arduamente durante cada disciplina e ano académico.

A totalidade da amostra respondeu que tem ligação à Internet, dos quais 10,3% (3) o fazem menos de uma hora por dia, 13,8% (4) entre uma e cinco horas e 75,9% (22) mais de cinco horas.

Dentro do uso da internet, dentre as opções oferecidas, destacaram-se o uso da internet para leitura para estudo e interação com redes sociais, com 24 alunos em ambas as opções, o que representou 82,8% em cada uma delas em relação ao total de alunos pesquisados. Seguem-se, em ordem decrescente, as opções assistir a vídeos para distração e vídeos instrucionais, com 22 alunos, representando 75,9% em cada aspeto pesquisado. A categoria com menor incidência foi a de jogar jogos, com 4 alunos, representando 13,8%.

No que diz respeito ao conhecimento da literacia da informação como método de formação e desenvolvimento de competências de informação, apenas cinco alunos responderam positivamente, o que representa 17,2%.

No que respeita ao conhecimento de ambientes virtuais de ensino e aprendizagem, 86,2% responderam afirmativamente, o mesmo acontecendo com os que afirmaram conhecer a Aula Virtual de Saúde.

Das competências inquiridas, a pesquisa e o tratamento da informação foram as únicas em que todos os alunos afirmaram ter competências. Dos restantes itens inquiridos, os relacionados com o reconhecimento e respeito pelo trabalho e ideias expressas por outros autores, com 82,8%, e a aprendizagem através de ambientes digitais, com 86,2% de respostas afirmativas em relação ao total de alunos inquiridos, destacam-se por terem uma elevada percentagem de respostas afirmativas.

Estes resultados permitiram corroborar a autoavaliação de competências efectuada pelos alunos ao responderem ao questionário de diagnóstico utilizando o instrumento ALFIN-HUMASS.

3.3 Caracterização do ambiente de implementação

A Faculdade de Tecnologia da Saúde da Universidade de Ciências Médicas de Havana está localizada na Rua Carvajal # 155 / A e Agua Dulce, município de Cerro. É uma faculdade provincial e recebe estudantes de alguns municípios das províncias de Artemisa e Mayabeque. É o Centro Nacional Reitor Metodológico para os cursos de Tecnologias da Saúde. Para a implementação da estratégia metodológica dispõe de:

- A biblioteca médica está equipada com 10 computadores com ligação à Internet. A coleção de documentos impressos é pobre e, na sua maioria, desactualizada. Desde a pandemia, a biblioteca não tem prestado os serviços habituais, principalmente devido à falta de recursos humanos especializados e aos danos causados nas infra-estruturas de ensino após a passagem do furacão Ian, o que levou a que a biblioteca fosse utilizada como cenário de ensino para o curso de licenciatura em Sistemas de Informação em Saúde, em substituição das salas de aula afectadas pelo evento meteorológico.
- Laboratórios de informática, dois para todas as licenciaturas, com exceção de Sistemas de Informação Sanitária que, por ser uma disciplina de direito próprio, dispõe de dois laboratórios próprios, todos equipados e com ligação à Internet.

Foram selecionados dois cenários para a educação no trabalho:

- Biblioteca da Faculdade de Ciências Médicas Calixto García, com pouco equipamento, mas com conetividade na qual possui um acervo documental impresso com um bom grau de atualização, fundamentalmente nas teses de diferentes finalidades e que possui recursos humanos qualificados, especializados e com qualidade docente.

- Biblioteca da Faculdade de Ciências Médicas Salvador Allende, contígua à FATESA, com pessoal qualificado, pouco equipamento, mas conetividade em que possui e de igual modo tem espaço e condições para o desenvolvimento de competências de informação.

3.4 Implementação da estratégia metodológica para o desenvolvimento de competências informacionais com o uso de tecnologias de informação e comunicação em estudantes de graduação da Faculdade de Tecnologia da Saúde da Universidade de Ciências Médicas de Havana.

3.4.1 Conceção da aplicação

A aplicação da estratégia metodológica foi efectuada no curso de licenciatura em Sistemas de Informação em Saúde, utilizando, como já foi referido, uma amostra de 27 alunos que frequentaram a disciplina "Competências informacionais e ambientes de trabalho colaborativo em rede".

A amostra inicial foi dividida em dois grupos, ajustados de perto à distribuição designada pela secretaria de ensino. O primeiro grupo, SIS 41, com um total de 12 alunos e SIS 42 com 17 alunos. Esta amostra foi utilizada para efetuar o diagnóstico inicial e o questionário inicial.

No decurso da investigação, dois alunos abandonaram a amostra da investigação, ambos do segundo grupo (SIS 42), ambos por desistência do curso, um deles por ter saído do país e o outro por problemas familiares, que não solicitou licença. A amostra final, com a qual se efectuou a validação da investigação e o diagnóstico final, foi constituída por 27 estudantes, organizados nos dois grupos do curso de licenciatura, SIS 41 com 12 estudantes e SIS 42 com 15.

A distribuição final por sexo foi de 12 homens e 15 mulheres, com predominância do sexo feminino, com um rácio de 1,25 mulheres para homens na amostra.

O período de implementação foi o ano académico de 2022, no segundo semestre.

3.4.2 Execução da aplicação

Como já foi referido, a estratégia metodológica foi implementada na disciplina de competências informacionais e ambientes de trabalho colaborativo em rede, que foi actualizada com 8 disciplinas pedagógicas que tratam da formação e do desenvolvimento de competências informacionais. O programa compreende 120 horas de aulas presenciais e é complementado por 114 horas de formação em contexto de trabalho e 46 horas de trabalho autónomo, bem como por 4 horas dedicadas ao exame final teórico-prático, num total de 234 horas e numa extensão de 17 semanas lectivas.

Os principais conteúdos abordados estão relacionados com a literacia da informação, desenvolvimento do pensamento crítico, competências de informação, estudos métricos da informação, paradigma Web 2.0, Sistemas de Gestão de Conteúdos (CMS) para partilha de informação e conhecimento (Wiki, Blogs e outros), Ambientes Virtuais para redes empresariais (Plone, Drupal e outros como plataforma tecnológica. Instalação e configuração de serviços) e finalmente Ambientes Virtuais de Aprendizagem. Moodle como plataforma tecnológica. Instalação e configuração.

A disciplina está disponível na Aula Virtual de Saúde, na área de trabalho da Faculdade de Tecnologia da Saúde FATESA, correspondente ao curso de Licenciatura em Sistemas de Informação em Saúde, de acordo com o ano e semestre letivo em que é ministrada.

No curso virtual, foram activados tópicos de acordo com os previstos no programa da disciplina, dentro de cada um deles é possível encontrar actividades como Fóruns, Testes, Tarefas, pastas com a bibliografia recomendada, materiais didácticos e apresentações, Wiki, Workshop, entre outros recursos e actividades que a plataforma Moodle permite.

Paralelamente, foi criado um segundo curso em que os alunos assumem o papel de professor, no qual põem em prática todos os conhecimentos adquiridos durante o curso no âmbito do tema dedicado a cada aluno. Este espaço é fundamentalmente dedicado ao desenvolvimento das competências do Tópico 8, embora as actividades sejam planeadas tendo em conta os conhecimentos e competências adquiridos ao longo do curso.

O exame final da disciplina consiste num exame teórico-prático, em que os alunos respondem a um questionário exaustivo da AVS e na área prática desenvolvem os exercícios indicados num boletim de voto escolhido aleatoriamente.

Para a boa execução de todas as actividades previstas na estratégia metodológica, foi criado um grupo de WhatsApp para a troca de informações, comentários e iniciativas entre professores e alunos, bem como para desenvolver competências no domínio das tecnologias móveis, uma vez que este é o meio de acesso mais comum através do qual os alunos se ligam ao SVA.

As TIC foram utilizadas para o desenvolvimento da própria disciplina, como meio de comunicação e como instrumento de trabalho, através da utilização de ferramentas infotecnológicas para o desenvolvimento das competências de informação dos alunos.

3.5 Validação da estratégia metodológica para o desenvolvimento de competências informacionais com o uso de tecnologias de informação e comunicação em estudantes de graduação da Faculdade de Tecnologia da Saúde da Universidade de Ciências Médicas de Havana.

3.5.1. Estratégia de validação

Foram estabelecidos quatro momentos de validação, cada um caracterizado pelo conteúdo e pelos sujeitos envolvidos no processo. A estratégia de validação foi concebida através da consulta de especialistas (recorrendo à opinião de peritos) para os instrumentos aplicados (questionário inicial e inquérito de satisfação), bem como para a estratégia metodológica proposta; a satisfação dos utilizadores; os resultados do desempenho académico dos alunos e, finalmente, a aplicação do questionário de autoavaliação de competências ALFIN-HUMASS (início e fim do estudo).

3.5.2 Validação por consulta especializada com recurso a pareceres de peritos

A consulta com especialistas foi efectuada em três ocasiões. Em cada ocasião, foi explorada através do instrumento concebido por Escobar e Cuervo [89] para a validação de conteúdo por julgamento de especialistas.

Foram entrevistados cinco especialistas em três ocasiões, a primeira para avaliar o questionário inicial de competências, a segunda para validar a estratégia metodológica proposta e a terceira para validar o inquérito de satisfação, todos eles com um elevado nível de conhecimento do QI e do desempenho académico. Os requisitos de seleção dos especialistas foram os seguintes

- ser professor universitário
- consentimento de cada pessoa para participar
- estar ligado à atividade científica objeto do inquérito

Os especialistas aceitaram participar de forma voluntária e anónima na avaliação da estratégia metodológica e dos instrumentos solicitados, o que expressaram no Termo de Consentimento Livre e Esclarecido.

Após o seu consentimento para participarem como especialistas, os instrumentos concebidos para a validação do conteúdo do questionário inicial de competências, a estratégia metodológica e o inquérito de satisfação foram-lhes enviados por correio eletrónico ou por entrega pessoal.

3.5.2.1 Validação do questionário inicial por consulta de especialistas, com base na apreciação de peritos

No questionário inicial para caraterizar a amostra e determinar as competências de informação que possuem, foram medidos 12 indicadores relacionados com os QI a desenvolver, tendo como indicadores de avaliação a suficiência, a coerência, a relevância e a clareza. Em cada aspeto, o perito deve registar uma pontuação entre 1 e 4 pontos para cada atributo, em que 1 significa pouco ou nenhum e 4 significa muito. No caso de a pontuação ser inferior a 3, deve justificar na secção de observações as razões que considera.

Os aspectos avaliados foram agrupados de acordo com as dimensões determinadas para a análise da variável, que constituíam os conhecimentos informacionais, as competências informacionais, as atitudes informacionais e as aptidões informacionais.

A avaliação global dos peritos revelou resultados positivos, que puderam ser verificados não só pela avaliação descritiva das respostas, mas também por meio de testes estatísticos não paramétricos.

Foram aplicados métodos estatísticos não paramétricos para avaliar a concordância das respostas de todos os especialistas consultados. Foram formuladas as seguintes hipóteses:

$_0H$: Existe acordo entre os peritos sobre a coerência, a pertinência, a clareza e a suficiência dos aspectos avaliados no questionário inicial de competências.

$_1H$: Não existe acordo entre os peritos sobre a coerência, a pertinência, a clareza e a suficiência dos aspectos avaliados no questionário inicial de competências.

Uma vez que se trata de amostras independentes, será efectuado o teste de Kruskal-Wallis para amostras independentes, tendo em conta os seguintes pressupostos

1. Os dados não seguem uma distribuição normal.

Intervalo de confiança: 95%.

3. nível de significância: 0,05.

Quando se avaliam os resultados após a aplicação do teste de Kolmogorov-Smirnov, obtêm-se estatísticas significativas, P-Value (Coerência), P-Value (Relevância), P-Value (Clareza) e P-Value (Suficiência) em todas as questões avaliadas reflectem valores inferiores a 0,05, pelo que se rejeita a hipótese nula e se conclui que os dados não se enquadram numa distribuição normal. Por este facto, os testes paramétricos não podem ser utilizados.

Assim, optou-se por aplicar o teste de Kruskal-Wallis para amostras independentes. Ao avaliar os valores de significância assintótica, obtêm-se valores superiores a 0,05 em todas as questões avaliadas, pelo que não se rejeita a hipótese nula e conclui-se que existe concordância entre os peritos quanto à coerência, pertinência, clareza e suficiência dos aspectos avaliados para a estratégia metodológica.

3.5.2.2 Validação por consulta de especialistas com base na apreciação da estratégia metodológica por peritos.

A estratégia metodológica para a sua aplicação nesta investigação considerou que o autor procedeu à sua validação, através do instrumento concebido para o efeito, tendo em vista o cumprimento dos atributos métricos essenciais para a sua utilização - fiabilidade e validade - para proceder à validação de conteúdo: suficiência, clareza, coerência e pertinência.

Os seguintes aspectos foram objeto de avaliação por peritos:

- Objectivos da estratégia metodológica
- Estrutura da estratégia metodológica
- Correspondência entre fase, etapa e objectivos gerais
- Organização das acções metodológicas
- Fundamentos da estratégia metodológica
- Correspondência entre as acções metodológicas e as competências de informação a desenvolver.

A opinião dos especialistas que avaliaram a estratégia metodológica coincide na sua maioria, relativamente aos atributos medidos com uma pontuação elevada, na viabilidade das actividades metodológicas planeadas para desenvolver o QI dos alunos.

No entanto, alguns consideraram que deveriam ser introduzidas alterações em termos de incorporação das tendências educativas à medida que a tecnologia evolui, o que ajudaria a melhorar o desenvolvimento do QI dos alunos.

Foram aplicados métodos estatísticos não paramétricos para avaliar a concordância das respostas de todos os especialistas consultados. Foram formuladas as seguintes hipóteses:

$_0H$: Existe acordo entre os peritos sobre a coerência, a pertinência, a clareza e a suficiência dos aspectos avaliados para a estratégia metodológica.

$_1H$: não existe acordo entre os peritos sobre a coerência, a pertinência, a clareza e a suficiência dos aspectos avaliados para a estratégia metodológica.

Uma vez que se trata de amostras independentes, será efectuado o teste de Kruskal-Wallis para amostras independentes, tendo em conta os seguintes pressupostos

1. Os dados não seguem uma distribuição normal.

Intervalo de confiança: 95%.

3. nível de significância: 0,05.

Quando se avaliam os resultados após a aplicação do teste de Kolmogorov-Smirnov, obtêm-se estatísticas significativas, P-Value (Coerência), P-Value (Relevância), P-

Value (Clareza) e P-Value (Suficiência) em todas as questões avaliadas reflectem valores inferiores a 0,05, pelo que se rejeita a hipótese nula e se conclui que os dados não se enquadram numa distribuição normal. Por este facto, os testes paramétricos não podem ser utilizados.

Assim, optou-se por aplicar o teste de Kruskal-Wallis para amostras independentes. Ao avaliar os valores de significância assintótica, obtêm-se valores superiores a 0,05 para todas as questões avaliadas, pelo que não se rejeita a hipótese nula e conclui-se que existe concordância entre os peritos quanto à coerência, pertinência, clareza e suficiência dos aspectos avaliados para a estratégia metodológica.

3.5.2.3 Validação por consulta de especialistas com base na apreciação do inquérito de satisfação por peritos

O inquérito de satisfação foi avaliado pelos especialistas, tendo todos considerado que cumpre os atributos medidos: coerência, pertinência e clareza, aspectos medidos no instrumento aplicado para a sua avaliação.

Foram aplicados métodos estatísticos não paramétricos para avaliar a concordância das respostas de todos os especialistas consultados. Foram formuladas as seguintes hipóteses:

$_0H$: Existe acordo entre os peritos sobre a coerência, a pertinência e a clareza das perguntas do inquérito de satisfação.

$_1H$: não existe acordo entre os peritos sobre a coerência, a pertinência e a clareza das perguntas do inquérito de satisfação.

Como se trata de amostras independentes, será efectuado o teste de Kruskal-Wallis, tendo em conta os seguintes pressupostos

1. Os dados não seguem uma distribuição normal.

Intervalo de confiança: 95%.

3. nível de significância: 0,05.

Para iniciar o teste, verificamos que os dados não obedecem a uma distribuição normal. Ao avaliarmos os resultados após a aplicação do teste de Kolmogorov-Smirnov, obtemos estatísticas significativas, Valor-P (Coerência), Valor-P (Relevância) e Valor-P (Clareza) em todas as questões avaliadas inferiores a 0,05, pelo que rejeitamos a hipótese nula e concluímos que os dados não obedecem a uma distribuição normal. Por este facto, os testes paramétricos não podem ser utilizados.

Assim, optou-se por aplicar o teste de Kruskal-Wallis para amostras independentes. Ao avaliar os valores de significância assintótica, obtêm-se valores superiores a 0,05 para todas as questões avaliadas, pelo que a hipótese nula não é rejeitada e conclui-se que existe concordância entre os peritos quanto à coerência, pertinência e clareza das questões do inquérito de satisfação.

3.5.3 Validação por nível de satisfação dos utilizadores .

Para a validação por nível de satisfação dos utilizadores, foi aplicada a escala de Likert num inquérito de 7 questões com uma escala de 3 e 5 pontos. O inquérito de satisfação foi aplicado aos 27 alunos que constituíram a amostra final do estudo, uma vez que houve duas desistências da investigação.

A escala de Likert, que recebeu o nome do seu criador, Rensis Likert, inventado na década de 1930, é uma escala de classificação popularmente utilizada que exige que os inquiridos indiquem o grau de concordância ou discordância com cada uma de uma série de afirmações sobre os objectos de estímulo. Foram estabelecidas escalas de medida pares e ímpares, e a escala de Likert de 5 pontos e a escala de Likert de 7 pontos com um ponto médio são muito mais frequentemente utilizadas em questionários e inquéritos [90].

Uma vantagem importante das perguntas de tipo Likert é a sua flexibilidade, uma vez que podem ser utilizadas para recolher informações sobre o sentimento em relação a uma vasta gama de questões. Algumas escalas de resposta típicas dos inquéritos são as seguintes. [90]:

Concordância: Avaliar em que medida os inquiridos concordam ou discordam das afirmações ou opiniões.

Valor: Medida da perceção do valor ou da importância de algo.

Relevância: Medir a relevância ou adequação de elementos ou conteúdos específicos.

Frequência: Determinar a frequência com que certos eventos ou comportamentos ocorrem.

Importância: Avaliar a importância ou o significado de vários factores ou critérios.

Qualidade: avaliação do nível de qualidade dos produtos, serviços ou experiências.

Probabilidade: Estimar a probabilidade de acontecimentos ou comportamentos futuros.

Medir: Medir o grau em que algo é verdadeiro ou aplicável.

Competência: avaliação da competência ou das aptidões de indivíduos ou organizações.

Comparação: Comparar e classificar preferências ou opiniões.

Desempenho: Avaliar o desempenho ou a eficácia de sistemas, processos ou indivíduos.

Satisfação: Mede o grau de satisfação e insatisfação de uma pessoa com o produto e o serviço.

Para o instrumento concebido para a investigação, foram utilizados os relacionados com a satisfação. Para a avaliação dos resultados, foram utilizadas questões de 3 e 5 pontos, sendo que, no caso dos temas abordados, foram satisfação, probabilidade, valor e medida.

Escala de satisfação:

Muito satisfeito - 5; Satisfeito - 4; Nem satisfeito nem insatisfeito - 3; Insatisfeito - 2; Não satisfeito - 1.

Escala de probabilidade:

Definitivamente sim - 5; Provavelmente sim - 4; Não sei - 3; Provavelmente não - 2; Definitivamente não - 1.

Escala de medição:

Extremamente - 5; Muito bem - 4; Moderadamente - 3; Ligeiramente - 2; De modo algum - 1.

Escala de valor:

Muito positivo - 5; Positivo - 4; Nem positivo nem negativo - 3; Negativo - 2; Muito negativo - 1.

A pergunta de 3 itens foi concebida com as seguintes respostas possíveis: Sim, Não e Não sei.

O inquérito de satisfação dos estudantes pode ser implementado a partir da aplicação do instrumento, tendo sido obtidos os seguintes resultados:

O grau de satisfação expresso com a disciplina em geral é valorizado pelos alunos como satisfeito (4), valor obtido como média, mediana e moda. Este valor foi fornecido por 51,9% dos alunos, seguindo-se a categoria muito satisfeito (5), que foi referida por 33,3%.

O grau de satisfação com os conteúdos ministrados apresentou resultados semelhantes aos avaliados no item anterior. Entre os valores negativos, apenas 1 aluno (3,7%) referiu sentir-se insatisfeito, enquanto outros 3 (11,1%) fizeram uma avaliação neutra, referindo não se sentirem nem satisfeitos nem insatisfeitos.

O grau de satisfação com a utilização das TIC no processo de desenvolvimento da disciplina é avaliado positivamente, com 16 avaliações de satisfeito (59,3%) e 10 de muito satisfeito (37,0%).

Quanto à probabilidade de aplicar os conhecimentos adquiridos no desempenho académico e profissional, 13 alunos afirmaram que o fariam com certeza, o que representou 48,1% do total da amostra final, enquanto outros 12 (44,4%) afirmaram que provavelmente o fariam, o que se traduz numa avaliação positiva baseada na consideração de que os conhecimentos adquiridos lhes poderiam ser úteis no seu desempenho.

Quando questionados sobre o desenvolvimento de competências de informação através da disciplina com recurso à estratégia metodológica aplicada, 16 alunos (59,2%) afirmaram ter tido um desempenho muito bom, enquanto 8 (29,6%) assinalaram a categoria muito bom. Nenhum aluno assinalou negativamente esta questão.

Relativamente à influência das TIC no processo de desenvolvimento da literacia da informação, 15 alunos (55,5%) afirmaram considerar a influência muito positiva, enquanto os restantes 12 (45,5%) afirmaram que era positiva.

Foram aplicados métodos estatísticos não paramétricos para avaliar a concordância dos resultados obtidos. Foram formuladas as seguintes hipóteses:

$_0H$: existe uma concordância entre os dois grupos no que respeita ao nível de satisfação com a estratégia metodológica utilizada.

$_1H$: não existe concordância no nível de satisfação com a estratégia metodológica utilizada entre os dois grupos.

Uma vez que se trata de amostras independentes, será efectuado o teste U de Mann-Withney, tendo em conta os seguintes pressupostos

1. Os dados não seguem uma distribuição normal.

Intervalo de confiança: 95%.

3. nível de significância: 0,05.

Para iniciar o teste, verificámos que os dados não estão em conformidade com uma distribuição normal. Ao avaliar os resultados após a aplicação do teste de Kolmogorov-Smirnov, obtemos estatísticas significativas, P-Value (SIS41) e P-Value (SIS42) em todas as questões avaliadas inferiores a 0,05, pelo que rejeitamos a hipótese nula e concluímos que os dados não estão em conformidade com uma distribuição normal. Tendo em conta este facto, os testes paramétricos não podem ser utilizados.

Assim, optou-se por aplicar o teste U de Mann-Whitney para amostras independentes. Ao avaliar os valores de significância assintótica (bilateral), obtêm-se valores superiores a 0,05 em todas as questões avaliadas, pelo que não se rejeita a hipótese nula e conclui-se que existe concordância no grau de satisfação com a estratégia metodológica utilizada entre os dois grupos.

3.5.4 Validação pelos resultados académicos obtidos pelos alunos durante a aplicação da estratégia metodológica.

Um elemento importante para corroborar a eficácia da estratégia metodológica é a avaliação do desempenho académico dos alunos durante o curso da disciplina. Por esta razão, o investigador decidiu efetuar este tipo de validação.

Para o efeito, teve em conta os resultados finais da disciplina Competências informáticas e ambientes de rede colaborativa, que analisou qualitativa e quantitativamente. É de salientar que 100% dos alunos obtiveram aprovação na disciplina, 24 deles no exame teórico-prático ordinário e 3 no primeiro exame extraordinário.

Com uma avaliação de Excelente (5 pontos), foram avaliados 5 estudantes do SIS 41 e do SIS 42, respetivamente, num total de 10 estudantes com esta qualificação. Com uma avaliação de Bom (4 pontos) foram avaliados 7 alunos do SIS 41 e 10 do SIS 42.

Descritivamente, pode concluir-se que, dos 27 alunos da amostra, 10 obtiveram uma avaliação Excelente, representando 37% do total, enquanto os restantes 63% obtiveram uma classificação de Bom.

A fim de avaliar este resultado através de estatísticas não paramétricas, foram formuladas as seguintes hipóteses:

${}_0H$: a avaliação média em cada grupo foi de 4 pontos (Bom).

${}_1H$: a avaliação média em cada grupo foi diferente de 4 pontos (Bom).

Uma vez que se trata de amostras independentes, será efectuado o teste U de Mann-Withney, tendo em conta os seguintes pressupostos

1. Os dados não seguem uma distribuição normal.

Intervalo de confiança: 95%.

3. nível de significância: 0,05.

Para iniciar o teste, verificamos se os dados não obedecem a uma distribuição normal. Ao avaliarmos os resultados após a aplicação do teste de Kolmogorov-Smirnov, obtemos estatísticas significativas, P-Value (SIS41) e P-Value (SIS42) inferiores a 0,05, pelo que rejeitamos a hipótese nula e concluímos que os dados não obedecem a uma distribuição normal. Tendo em conta este facto, os testes paramétricos não podem ser utilizados.

Assim, optou-se por aplicar o teste U de Mann-Whitney para amostras independentes. Ao avaliar os valores de significância assintótica (bilateral), obtêm-se valores superiores a 0,05, pelo que a hipótese nula não é rejeitada e conclui-se que a média de avaliação em cada grupo foi de 4 pontos (Bom).

3.5.5 Validação de acordo com o instrumento de avaliação da literacia da informação

A fim de validar o instrumento de avaliação das competências em matéria de informação, o questionário ALFIN-HUMASS apresentado por Fernandez [20].

Tal como no caso do diagnóstico inicial, foi utilizada a mediana como medida de síntese para a análise dos indicadores "empenhamento na motivação" e "auto-eficácia". No caso da "fonte de aprendizagem", foi utilizada a moda. Desta forma, evitou-se o enviesamento devido à presença de valores anómalos ou incongruentes na observação das respostas dadas pelos inquiridos.

Para a interpretação dos dados, foi utilizada a seguinte escala:

1 Baixo; 2-3 Médio Baixo; 4-6 Médio; 7-8 Médio Alto e 9 Alto

Tabela 2: Resultados do diagnóstico final

Relativamente a...	Envolvimento motivacional	Eficácia própria	Fonte de aprendizagem
Conhecimentos-Competências	**Baixa Alta** **1 2 3 4 5 6 7 8 9**	**Baixa Alta** **1 2 3 4 5 6 7 8 9**	**Cl - Aulas - 1 Co - Cursos - 2 B - Biblioteca - 3 A - Auto-preparação - 4 O - Outros - 5**
Pesquisa de informações	8,0	8,0	1,0

Avaliação da informação	8,0	8,0	1,0
Tratamento da informação	9,0	9,0	1,0
Comunicação e divulgação de informações	8,0	8,0	1,0

Os resultados globais do diagnóstico inicial são apresentados na tabela 2, que mostra os indicadores agrupados de acordo com as medidas de tendência central declaradas, agrupadas pelas quatro categorias de conhecimentos e competências apresentadas no instrumento aplicado.

De acordo com o critério "empenhamento na motivação", verifica-se uma tendência para uma classificação média-alta, encontrando-se três dos quatro indicadores com valores de 8, destacando-se o tratamento da informação na categoria alta como o conhecimento/competência que mais motiva os alunos.

No caso da auto-eficácia, verifica-se uma tendência para uma avaliação semelhante em relação ao elemento anteriormente avaliado, com três dos critérios a obterem uma classificação média-alta, enquanto o restante obteve uma classificação alta. Neste aspeto, o conhecimento/competência em que os alunos apreciam uma maior auto-eficácia é o processamento de informação.

Relativamente à fonte de aprendizagem, é consensual que os conhecimentos/competências estudados são adquiridos na sala de aula.

Tendo em conta o diagnóstico inicial, a variação entre as avaliações final e inicial é então analisada para determinar em quantos pontos da avaliação os elementos avaliados aumentaram ou diminuíram. Os resultados são apresentados no quadro 3.

Tabela 3: Variação entre o diagnóstico final e o diagnóstico inicial.

Relativamente a...	**Envolvimento motivacional**	**Eficácia própria**	**Fonte de aprendizagem**
Conhecimentos-Competências	**Baixa Alta**	**Baixa Alta**	**Cl - Aulas - 1 Co - Cursos - 2 B - Biblioteca - 3 A - Auto-preparação - 4 O - Outros - 5**
	1 2 3 4 5 6 7 8 9	**1 2 3 4 5 6 7 8 9**	

Pesquisa de informações	2,0	2,0	0,0
Avaliação da informação	1,0	0,0	0,0
Tratamento da informação	3,0	2,0	0,0
Comunicação e divulgação de informações	3,0	2,0	0,0

Vale ressaltar que no caso da motivação o engajamento é a categoria de maior progresso, enquanto a fonte de aprendizagem não apresentou variação entre os dois momentos de avaliação. Os conhecimentos/competências com maior crescimento nas avaliações foram processamento da informação e comunicação e disseminação da informação.

Conclusões do capítulo

Foi abordado o processo de implementação da estratégia metodológica, analisados os resultados do questionário inicial de caraterização do público, a caraterização do ambiente de implementação, bem como os resultados alcançados pelos alunos durante o desenvolvimento da estratégia. Com base nas validações por peritos dos instrumentos aplicados e da própria estratégia, bem como nos resultados do inquérito de satisfação dos alunos que frequentaram a disciplina com a estratégia implementada e nos diagnósticos aplicados antes e depois da implementação, afirma-se que a estratégia metodológica cumpre o objetivo proposto, pelo que se afirma também que é válida para generalização futura.

CONCLUSÕES GERAIS

Conclusões gerais

- A literacia da informação está atualmente em debate e deve ser abordada de forma diferente no ensino superior e geral.
- A análise da literatura científica permitiu sistematizar as referências teóricas e metodológicas sobre o processo de desenvolvimento de competências de informação nos estudantes universitários como objeto de estudo da investigação e os núcleos teóricos que o compõem: processo, desenvolvimento e competências de informação. Forneceu também as referências teóricas para o campo de ação determinado pela utilização das TIC no processo de desenvolvimento das competências de informação. Constituiu a base para a definição operacional do objeto de estudo da investigação.
- Ao caraterizar a variável dependente, mostra-se que existem deficiências no desenvolvimento de acções durante o processo de ensino-aprendizagem a partir do currículo no desenvolvimento de competências de informação dos recursos humanos em formação nas carreiras de Tecnologia da Saúde na Universidade de Ciências Médicas de Havana, juntamente com o desuso de actividades para desenvolver competências de informação através do uso das TIC, razões que sustentam a necessidade de implementar a estratégia metodológica para o desenvolvimento de competências de informação com o uso das TIC.
- A estratégia metodológica implementada tem três níveis na sua estrutura: o nível interno (que compreende os objectivos, os fundamentos teóricos e as competências informacionais a desenvolver com a utilização das TIC) do qual emana o nível externo que permite o desenvolvimento de competências compreendidas em quatro etapas, que por sua vez são constituídas por fases que permitem a articulação das acções metodológicas, manifestando relações de determinação, coordenação, subordinação, hierarquização e complementação entre si. Neste sentido, as diversas formas de organização e o trabalho didático-metodológico integram-se harmoniosamente, possibilitando aos alunos uma gestão eficaz da informação e do conhecimento. Finalmente, o nível contextual em que o desenvolvimento das competências de informação é evidenciado pelo

uso das TIC demonstrado pelos alunos que participam na implementação da estratégia metodológica.

- Observam-se resultados favoráveis na validação por peritagem tanto da estratégia proposta como dos instrumentos utilizados na investigação. Os questionários de diagnóstico no início e no final da implementação da estratégia metodológica apresentam resultados positivos na avaliação da variação entre uma e outra. Os resultados académicos dos alunos são igualmente positivos, o que confirma a pertinência e a eficácia da proposta.

RECOMENDAÇÕES

Recomendações

- Aprofundar o tema de investigação através do desenvolvimento profissional contínuo em estudos de doutoramento.
- Incrementar e/ou adaptar as acções metodológicas com base nas sugestões dos especialistas e nas avaliações dos próprios alunos, o que permite dinamizar os conteúdos leccionados na disciplina Competências de informação e ambientes de trabalho colaborativo em rede.
- Atualizar anualmente a estratégia metodológica, tendo em conta a evolução científica e tecnológica (instrumentos infotecnológicos, fontes de informação fiáveis e recursos de informação).
- Alargar a estratégia metodológica ajustada a um programa de ensino para todos os cursos da Faculdade de Tecnologia da Saúde.
- Ensinar o programa concebido para este fim no primeiro ano dos cursos de licenciatura, a fim de preparar os estudantes para um desempenho académico ótimo baseado na formação de competências de informação.

REFERÊNCIAS BIBLIOGRÁFICAS

Referências bibliográficas

[1] MESA VÁZQUEZ Jorge, María Elena PARDO GÓMEZ e Gardenia Edith CEDEÑO MARCILLO Competências informáticas e informacionales na gestão da informação científica na formação do pós-graduado. Estudos pedagógicos (Valdivia) [online]. 2022, vol. 48, 103-114 [acedido em: 10 de março de 2023]. Disponível em: http://www.scielo.cl/scielo.php?script=sci_arttext&pid=S0718-07052022000200103&nrm=iso

[2] OLAZABAL GUERRA, Daniel José, Aylin ESTRADA VELAZCO e Yanio HERNÁNDEZ HEREDIA. Las Tecnologías de la Información y las Comunicaciones en la formación de Competencias Informacionales. Revista Cubana de Tecnologia em Saúde [online]. 2023, 14(4), 1-14 [acedido em: 15 de novembro de 2023]. ISSN 2218-6719. Disponível em: https://revtecnologia.sld.cu/index.php/tec/article/view/4058

[3] CHIM MANZANERO, Wendy Gabriela e Alfredo ZAPATA GONZÁLEZ. Competências digitais do professorado de nível secundário na Ibero-América. Uma revisão sistemática de 2011 a 2021. Revista Eletrónica em Educação e Pedagogia [online]. 2022, 6(10) [acedido em: 21 de fevereiro de 2023]. Disponível em: doi:10.15658/rev.electron.educ.pedagog22.04061006

[4] GUTIÉRREZ MARTÍN, Alfonso. Alfabetização múltipla e formação em TIC e Medios. Biblioteca Universitária [online]. 2022, 25(1) [acedido em: 21 de fevereiro de 2023]. ISSN 2594-0074. Disponible en: doi:http://dx.doi.org/10.22201/dgbsdi.0187750xp.2022.1.1446

[5] SALAZAR FARFÁN, María del Rosario e Galia Susana LESCANO LÓPEZ. Competências digitais em docentes universitários da América Latina: Uma revisão sistemática. Alpha Centauri [online]. 2022, 3(2), 02-13 [acedido: 21 de fevereiro de 2023]. Disponível em: doi:10.47422/ac.v3i2.69

[6] GONZÁLEZ CALATAYUD, Victor, Marimar ROMÁN GARCÍA e María Paz PRENDES ESPINOSA. Formação em competências digitais para estudantes universitários com base no modelo DigComp. Edutec. Revista eletrônica de tecnologia educacional [online]. 2018, 0(65) [acedido em: 21 de fevereiro de 2023]. Disponível em: doi:10.21556/edutec.2018.65.1119

[7] ALIAGA MARAÑON, Verónica. Módulo de literacia da informação para consolidar as competências de informação dos alunos de administração de empresas de uma escola secundária privada de Lima. [online]. Tese de licenciatura. Universidad San Ignacio de Loyola, 2022 [acedido: 21 de fevereiro de 2023]. Disponível em: https://repositorio.usil.edu.pe/items/d6577f06-4f52-4bf1-a318-72f6b73dd670/full

[8] AYUSO, Luis, Félix REQUENA, Olga JIMÉNEZRODRIGUEZ e Nadia KHAMIS. Os efeitos do confinamento COVID-19 na família espanhola: adaptação ou mudança? [online]. 2020 [citado: 21 de fevereiro de 2023]. Disponível em: https://utpjournals.press/doi/abs/10.3138/jcfs.51.3-4.004

[9] OECD. Tirar o máximo partido da tecnologia para a aprendizagem e a formação na América Latina [em linha]. 2020 [citado: 21 de fevereiro de 2023]. Disponível em: https://www.oecd-ilibrary.org/content/publication/ce2b1a62-en

[10] LAURENTECÁRDENAS, Carlos Miguel, Raúl Alberto RENGIFO-LOZANO, Nicanor Segismundo ASMATVEGA e Lidia NEYRAHUAMANI. Desarrollo de competencias digitales en docentes universitarios a través de entornos virtuales: experiencias de docentes universitarios en Lima. Eleuthera [online]. 2020, 22(2), 71-87 [acedido em: 21 de fevereiro de 2023]. Disponível em: doi:10.17151/eleu.2020.22.2.5

[11] MARIACA GARRON, Magaly Cristit, María Luisa ZAGALAZ SÁNCHEZ, Tomas J. CAMPOY ARANDA e Carmina GONZÁLEZ GONZÁLEZ DE MESA. Revisão bibliográfica sobre a utilização das TIC na educação. International Journal of Social Science Research [online]. 2022, 18, 23-40 [acedido em: 21 de fevereiro de 2023]. Disponível em: http://scielo.iics.una.py/scielo.php?script=sci_arttext&pid=S2226-40002022000100023&nrm=iso

[12] CALLE GONZÁLEZ, Silvia, Karen TORRES BELDUMA e Fernanda TUSA JUMBO. TICs, educação e literacia digital familiar. Transformación [online]. 2022, 18, 94-113 [acedido em: 21 de fevereiro de 2023]. Disponível em: http://scielo.sld.cu/scielo.php?script=sci_arttext&pid=S2077-29552022000100094&nrm=iso

[13] PLASENCIA URIZARRI, Thais María e Luis E. ALMAGUER MEDEROS. Competencias informacionales en estudiantes de doctorado del sector de la salud en la provincia Holguín, Cuba. Revista Habanera de Ciencias Médicas [online]. 2022, 21 [acedido: 21 de fevereiro de 2023]. Disponível em: http://scielo.sld.cu/scielo.php?script=sci_arttext&pid=S1729-519X2022000200014&nrm=iso

[14] MAGUIÑA BALLÓN, AndreArmel. Alfabetização informacional na modalidade blendedlearning em educação superior [online]. 2021.-09-01 [acedido em: 21 de fevereiro de 2023]. ISBN 1562-4730. Disponível em: http://biblios.pitt.edu/ojs/index.php/biblios/article/view/859

[15] ALCÍVAR TREJO, Carlos, VARGAS PÁRRAGA, Juan CALDERÓN CISNEROS, Carlos TRIVIÑO IBARRA, Sara SANTILLÁN INDACOCHEA, Roberto SORIA VERA e Laura CÁRDENAS ZUMA. El uso de las TIC en el proceso de enseñanza- aprendizaje de los docentes en las Universidades del Ecuador. Espacios [online]. 2019, 40(2), 27 [acedido em: 24 de fevereiro de 2023]. ISSN 0798 1015. Disponível em: https://www.revistaespacios.com/a19v40n02/19400227.html

[16] PUIG MENESES, Yaima. Da informatização da sociedade à transformação digital em Cuba. Presidência e Governo de Cuba [online]. 2021 [acedido: 11 de março de 2023]. Disponível em: https://www.presidencia.gob.cu/es/noticias/de-la-informatizacion-de-la-sociedad-a-la-transformacion-digital-en-cuba/

[17] REDACCIÓN MINSAP. Como está a avançar o processo de informatização no sector da saúde? Ministério da Saúde Pública da República de Cuba [online]. 2019 [acedido: 11 de março de 2023]. Disponível em: https://salud.msp.gob.cu/como-marcha-el-proceso-de-informatizacion-en-el-sector-de-la-salud/

[18] GUTIERREZ VERA, Dayami, Miday COLUMBIÉ PILETA, Tania Rosa GARCIA GONZALEZ, Lisandra DUANY OSORIA, Nadia Marisol SANTIZO PITTO e Eloy MORASEN ROBLES. Competências em informação com enfoque nos sistemas de informação em saúde. Revista Cubana de Tecnologia em Saúde [online]. 2020, 11(1), 8 [acedido em: 10 de outubro de 2023]. ISSN 2218-6719. Disponível em: https://revtecnologia.sld.cu/index.php/tec/article/view/1780

[19] ZELADA PÉREZ, Malena. Modelo curricular para o desenvolvimento de competências informacionais em professores da Universidade de Ciências Médicas de Havana [online]. Havana, 2018 [acedido em: 11 de março de 2023]. Tese de doutoramento. Universidade de Ciências Médicas de Havana. Disponível em: http://tesis.sld.cu/index.php/index.php?P=FullRecord&ID=681

[20] FERNÁNDEZ VALDÉS, María de las Mercedes. El desarrollo de competencias informacionales en ciencias de la salud a partir del paradigma de la transdisciplinariedad. Uma proposta de formação. [online]. Granada, Espanha, Havana, Cuba, 2013 [acedido em: 11 de março de 2023]. Tese de doutoramento. Universidade de Granada e Universidade de Havana. Disponible en: http://tesis.sld.cu/index.php?P=FullRecord&ID=211&ReturnText=Search+Results&ReturnTo=index.php%3FP%3DAdvancedSearch%26Q%3DY%26G100%3D1028%26RP%3D5%26SR%3D5%26SF%3D84%26SD%3D1

[21] REAL ACADEMIA ESPAÑOLA. Diccionario de la Lengua Española [online]. 2022 [acedido: 11 de março de 2023]. Disponível em: https://dle.rae.es

[22] MALDONADO, José Ángel. Gestão de processos [online]. 2018 [acedido: 03 de outubro de 2023]. Disponível em: https://d1wqtxts1xzle7.cloudfront.net/55606149/GESTION_DE_PROCESOS_2018-libre.pdf?1516650790=&response-content-disposition=inline%3B+filename%3DPROCESS_MANAGEMENT.pdf&Expires=1696376930&Assinatura=bPxkTUM7GdClLAbJ5A3Ah5VwXYlEt-QykedCVkG-9cYFIHM9Hj3DLgiIqKsUVvxTqjcAFwfLjnrMjzJ0xXpc1CPI00VnvaH4t1fcOhXWeziNzf3FDibzqFa~jJdV4ig3M--jfQbN92o-qj2yxiUwWNUNs5Bh0fk1AozwsO9RQe1VQEUW~utjpFuzM9s1Pz6mv4n005GXnx3FV5QkIZzvEEg92s6ibELjAuidhx2T24uUMWSCclT0rPsq8~LPE8tMqCdWVVkx~V2g9SdWAamuJwNvRrIqbZso3rQ-LjmVkLFGfMvzs91Z5f9-Gxlm-cj2yqsTbAJwRL5NVbFjb~465Rw__&&Key-Pair-Id=APKAJLOHF5GGSLRBV4ZA

[23] ISO 9000:2005 Sistemas de gestão da qualidade [online]. 2005 [acedido em: 03 de outubro de 2023]. Disponível em: https://www.iso.org/obp/ui/#iso:std:iso:9000:ed-3:v1:es:term:3.2.5

[24] DUBOIS, Alfonso. Um conceito de desenvolvimento para o século XXI. Revista de assuntos económicos e administrativos [em linha]. 2002, 8, 1-11 [acedido em: 11 de novembro de 2023]. Disponível em: https://www.institutodeestudiosglobales.org/resources/Un%20concepto%20de%20desarrollo%20para%20el%20siglo%2021..pdf

[25] LONDRES, Silvia e María Marta FORMICHELLA. O conceito de desenvolvimento de Sen e a sua relação com a educação. Economics and Society [em linha]. 2006, XI(017), 17-32 [acedido em: 11 de novembro de 2023]. ISSN 18070-414X. disponible en: https://ri.conicet.gov.ar/bitstream/handle/11336/131525/CONICET_Digital_Nro.e118e324-041c-482d-975d-512a59b6fd95_A.pdf?sequence=2&isAllowed=y

[26] HERNÁNDEZ GARZÓN, Yamile. A formação de competências de informação em estudantes universitários. Caso da Universidade de Bogotá Jorge Tadeo Lozano. [em linha]. Colômbia, 2019 [acedido em: 11 de novembro de 2023]. Dissertação de mestrado. Pontificia Universidad Javeriana. Disponível em: https://repository.javeriana.edu.co/bitstream/handle/10554/46136/Tesis_Maestría_en_Educación_Hernandez_Yamile.pdf?sequence=2&isAllowed=y

[27] MOIRA, Brent e Ruth STUBBINGS. Os Sete Pilares da Literacia da Informação do SCONUL. Modelo essencial para o ensino superior [em linha]. 2011 [citado: 21 de maio de 2023]. Disponível em: https://www.sconul.ac.uk/sites/default/files/documents/coremodel.pdf

[28] HERNÁNDEZ SAMPIERI, Roberto, Carlos FERNÁNDEZ COLLADO e Pilar BAPTISTA LUCIO. Metodología de la Investigación [online]. 6ª ed. Cidade do México: McGraw Hill, 2014 [acedido em: 21 de maio de 2023]. ISBN 978-1-4562-2396-0. Disponível em: https://www.uca.ac.cr/wp-content/uploads/2017/10/Investigacion.pdf

[29] JIMÉNEZ PUERTO, Carlos Lázaro e María de las Mercedes CALDERÓN MORA. La competencia informacional como requisito para la formación académica en el siglo XXI. Gaceta Médica Espirituana [online]. 2020, 22(3), 147-159 [acedido em: 21 de maio de 2023]. ISSN 1608-8921. Disponível em: http://scielo.sld.cu/scielo.php?script=sci_arttext&pid=S1608-89212020000300147&nrm=iso

[30] ZAPE GRANDA, Sindy Dayana. Programa de literacia da informação, leitura e escrita para Instituições de Ensino Superior [online]. Colômbia, 2020 [acedido em: 10 de outubro de 2023]. Tese de Licenciatura. Universidad Nacional Abierta y a Distancia UNAD. Disponível em: https://repository.unad.edu.co/handle/10596/38538

[31] HERNÁNDEZ CAMPILLO, Thais Raquel, Bárbara María CARVAJAL HERNÁNDEZ e María de los Ángeles LEGAÑOA FERRÁ. Análisis a las competencias informacionales en la formación continua de los docentes universitarios. Bibliotecas. Anais de Investigação [online]. 2020, 16(1), 61-69

[acedido em 07 de outubro de 2023]. ISSN 0006-176X. Disponível em: http://revistas.bnjm.sld.cu/index.php/BAI/article/view/47

[32] JIMÉNEZ PUERTO, Carlos Lázaro, María de las Mercedes CALDERÓN MORA e Yaleidys CORRALES VALDIVIA. El proceso de formación, una mirada hacia las competencias informacionales. Pedagogia e Sociedade [online]. 2020, 23(28), 51-75 [acedido: 07 de outubro de 2023]. Disponível em: http://revistas.uniss.edu.cu/index.php/pedagogia-y-sociedad/article/view/1075

[33] RAMÍREZ GRANELA, R e MM FERNÁNDEZ VALDÉS. Diagnóstico das competências de literacia da informação dos profissionais da Biblioteca Nacional de Cuba. Bib.An.Inves [online]. 2019, 15(1), 68-82 [acedido: 02 de setembro de 2022]. Disponível em: http://revistas.bnjm.cu/index.php/BAI/article/view/114

[34] URIBE TIRADO, Álvaro e María PINTO MOLINA. A incorporação da literacia da informação nas bibliotecas universitárias latino-americanas. Uma análise comparativa baseada na informação dos seus sítios Web. An. Documentação [online]. 2013, 16(2) [acedido: 03 de setembro de 2022]. Disponível em: https://revistas.um.es/analesdoc/article/view/analesdoc.16.2.175541

[35] BARCELÓHIDALGO, MayreyDamilsy GÓMEZ PAZ. Formação em competências de informação baseada no designthinking: experiência de trabalho na Universidade de Cienfuegos, Cuba. Palabra Clave (La Plata) [online]. 2022, 12(1), e167 [acedido em: 07 de outubro de 2023]. Disponível em: doi:10.24215/1853991212e167

[36] ANCHONDOGRANADOS, Rocío, Javier TARANGO ORTIZ, Jesús CORTÉS VERA e Juan Daniel MACHIN MASTROMATTEO. Definição de padrões em competências informacionais em comunicação científica e sua aplicação em professores universitários mexicanos. Anales de Documentación [online]. 2020, 23(2) [acedido em: 21 de maio de 2023]. ISSN 1697-7904. Disponível em: doi:10.6018/analesdoc.379381

[37] TISCAREÑO, Ma. Lourdes, Javier TARANGO e Jesús CORTÉSVERA. Desenvolvimento de competências de informação nas universidades hispano-americanas: fundamentos teóricos para um modelo de avaliação integral. e-Information Science [online]. 2015, 6(1), 1-33 [acedido em: 21 de maio de 2023]. Disponível em: doi:10.15517/eci.v6i1.21826

[38] QUINDEMIL TORRIJO, Eneida María. De las competencias a las competencias informacionales. Reflexiones sobre la formación por competencias en el ámbito académico. Contribuições para as Ciências Sociais [em linha]. 2011, 13 [acedido em: 21 de maio de 2023]. Disponível em: https://www.eumed.net/rev/cccss/13/emqt.html

[39] GONZÁLEZ GARCÍA, Tania Rosa. Modelo para o desenvolvimento de competências de investigação com uma abordagem interdisciplinar em Tecnologia da Saúde [online]. Havana, 2017 [acedido em: 27 de julho de 2023]. Tese de doutoramento. Universidade de Ciências Médicas de Havana. Disponível em: https://tesis.sld.cu/index.php?P=DownloadFile&Id=449

[40] Boletim da Federação Espanhola de Associações de Arquivistas, Bibliotecários, Arqueólogos, Museólogos e Documentalistas. 2008, LVIII(3). ISSN 02104164.
[41] MERSTENS, L. Gestão pela competência do trabalho na formação empresarial e profissional. 1998.
[42] INSTITUTO AUSTRALIANO E DA NOVA ZELÂNDIA PARA A LITERACIA DA INFORMAÇÃO ELEARNING. Normas de literacia da informação. [em linha]. B.m.: Australian and New Zealand Institute for Information Literacy elearning. 2004 [acedido: 27 de julho de 2023]. Disponível em: http://www.aab.es/pdfs/gtbunormas08.pdf
[43] JIMÉNEZROJO, Ángel. Literacia da informação e pensamento crítico no ensino não universitário: uma revisão sistemática. RiiTE Revista Interuniversitaria de Investigación en Tecnología Educativa [online]. 2020, (9) [acedido em: 27 de março de 2023]. Disponível em: doi:10.6018/riite.431381
[44] EISENBERG, Michael B, Janet MURRAY e Colet BARTOW. BIG6 por mês: uma abordagem de senso comum para a utilização eficaz de normas comuns para a aprendizagem da literacia da informação. Library Media Connection [em linha]. 2014, 32(6) [citado: 21 de maio de 2023]. Disponível em: https://www.proquest.com/docview/1550993651
[45] Os 8Ws de Lamb OSLA [online]. 2019 [acedido: 21 de maio de 2023]. Disponível em: http://www.bmns.sld.cu/declaraciones-modelos-y-normas
[46] SMALL, MC, ME PÉREZ e R ALVARADO. Modelos para a organização do processo de pesquisa de informação (Alfin). Estudos Pedagógicos Originais. 2017, Especial Pedagogia.
[47] FERNÁNDEZ VALDÉS, María de las Mercedes e Roberto ZAYAS MUJICA. Las competencias informacionales como determinante para el uso equitativo de la información científica y la tecnología en salud. Bibliotecas. Research Annals [online]. 2016, 12(1) [acedido em: 21 de maio de 2023]. ISSN 0006-176X. Disponível em: http://revistas.bnjm.cu/index.php/BAI/article/view/162
[48] CUEVAS, A. Leitura, literacia da informação e biblioteca escolar. Espanha: Ediciones Trea, 2007.
[49] ANGULO MARCIAL, Noel. Normas de competências em informação. BiD: Textos unirsitaris de biblioteconomia i documentació [em linha]. 2003, 11(10) [acedido em: 21 de maio de 2023]. Disponível em: https://bid.ub.edu/11angul2.htm
[50] OLAZABAL GUERRA, Daniel José. Literacia da informação. In: Competências Informacionais e Entornos Colaborativos em Rede. 2022.
[51] ZELADA PÉREZ, Malena. Literacia da Informação. In: Competências Informacionais e Entornos Colaborativos em Rede. 2020.
[52] CONGRESSO DA COLÔMBIA. Lei 1341 [em linha]. 30 de julho de 2009 [acedido: 02 de agosto de 2023]. Disponível em: https://mintic.gov.co/portal/inicio/Normatividad/Leyes/

[53] BIBLIOTECA MÉDICA NACIONAL DE CUBA. O que são as TIC? Biblioteca Médica Nacional [em linha]. 2023 [acedido em: 02 de agosto de 2023]. Disponível em: http://www.bmns.sld.cu/que-son-las-tic

[54] BELLOCH ORTÍ, Consuelo. As tecnologias da informação e da comunicação (T.I.C.) [em linha]. B.m.: Unidade de Tecnologia Educativa. Universidade de Valência. 2023 [acedido em: 02 de agosto de 2023]. Disponível em: https://www.uv.es/~bellochc/pdf/pwtic1.pdf

[55] COLABORADOR DOCUSIGN. O que são as TIC, as suas vantagens e exemplos para incorporar na sua empresa. DocuSign [online]. 10 de outubro de 2022. [acedido: 02 de agosto de 2023]. Disponível em: https://www.docusign.mx/blog/TICs

[56] UNIVERSIDAD LATINA DE COSTA RICA. O que são e para que servem as TIC? Universidad Latina de Costa Rica [em linha]. 9 de julho de 2020 [acedido: 02 de agosto de 2023]. Disponível em: https://www.ulatina.ac.cr/articulos/que-son-las-tic-y-para-que-sirven

[57] COBO ROMANÍ, Juan Cristóbal. O conceito de tecnologias da informação. Benchmarking sobre as definições de TIC na sociedade do conhecimento. zer [em linha]. 2009, 14(27), 295-318 [acedido em: 02 de agosto de 2023]. ISSN 1137-1102. Disponível em: https://addi.ehu.es/bitstream/handle/10810/40999/2636-8482-1-PB.pdf?sequence=1&isAllowed=y

[58] FERNÁNDEZ MUÑOZ, Ricardo. Quadro concetual das novas tecnologias aplicadas à educação. [online]. 2015 [acedido: 02 de agosto de 2023]. Disponível em: http://www.uclm.es/profesorado/ricardo/DefinicionesNNTT. html

[59] PIMENTEL, Ramón. Las Tics, sua origem-evolução e contribuições para a educação. Sutori [em linha]. 2023 [acedido: 12 de agosto de 2023]. Disponível em: https://www.sutori.com/es/historia/las-tics-su-origen-evolucion-y-aportes-a-la-educacion--gpWHGu1ahY1FSw9PVu416db7

[60] MANSO PEREA, César, Aurora CUEVAS CERVERÓ e Sergio GONZÁLEZ-CERVANTES. Competências de informação na licenciatura em enfermagem: o caso espanhol. Revista Espanhola de Documentação Científica [online]. 2019, 42(1), e229 [acedido em: 26 de março de 2023]. Disponível em: doi:10.3989/redc.2019.1.1578

[61] ÁLVAREZ CADAVID, Gloria María e César Augusto GONZÁLEZ MANOSALVA. Apropiación de TIC en docentes de la educación superior: una mirada desde los contenidos digitales. Praxis Educativa [online]. 2022, 26(1), 1-25 [acedido em 26 de março de 2023]. ISSN 2313-934X. Disponível em: doi:https://doi.org/10.19137/praxiseducativa-2022-260104

[62] CALLÍS FERNÁNDEZ, Sureima, Omara Margarita GUARTON ORTIZ, Virgen CRUZ SÁNCHEZ, Ada María DE ARMAS FERRERA, Ibis RUIZ GUERRERO e Gilberto QUEVEDO FREITES. Competências informacionais em professores do Policlínico Josué País García. In: EDUMED Holguín 2019: VIII Jornada Científica de la SOCECS [online]. 2019, [acedido: 26 de março de 2023].

Disponível em: http://edumedholguin2019.sld.cu/index.php/2019/2019/paper/view/233/154

[63] ALONSO VAZQUEZ, Ariadna Victoria, Daylin Elizabeth GONZÁLEZ GARCÍA, Ismael DESPAIGNE DESPAIGNE, Alexander RODRÍGUEZ PORTALES, Leonor MÉNDEZ LEYVA y Iday MATEO GONZÁLEZ. Competências informacionais dos profissionais do Hospital Ginecobstérico Docente em Palma Soriano, Cuba. EDUMECENTRO [online]. 2021, 13, 147-161 [acedido em 26 de março de 2023]. ISSN 2077-2874. Disponível em: http://scielo.sld.cu/scielo.php?script=sci_arttext&pid=S2077-28742021000300147&nrm=iso

[64] CHAVEZ VILLADEAMIGO, Liliana e Liana GONZÁLEZ LIESEGANG. Informe del estado del arte de la implementación de Formación en Competencias Informacionales en la currícula de grado y/o en la educación permanente para Facultad de Derecho - Udelar [online]. Documento de trabalho nº 3. Montevideo: Udelar. 2019 [acedido: 10 de outubro de 2023]. Disponível em: http://eprints.rclis.org/38950/

[65] MACHADO RAMÍREZ, Evelio Felipe e Nancy MONTES DE OCA RECIO. La formación por competencias y los vacíos del diseño curricular. Transformación [online]. 2021, 17, 459-478 [acedido em: 10 de outubro de 2023]. ISSN 2077-2955. Disponível em: http://scielo.sld.cu/scielo.php?script=sci_arttext&pid=S2077-29552021000200459&nrm=iso

[66] VALVERDE GRANDAL, Orietta e Sol Ángel ROSALES REYES. Propuesta de programa para la formación de competencias informacionales en estudiantes de pregrado de Estomatología. Revista Cubana de Estomatología [online]. 2017, 54(1) [acedido em 10 de outubro de 2023]. ISSN ISSN 0034-7507. Available at: http://scielo.sld.cu/scielo.php?script=sci_arttext&pid=S0034-75072017000100001

[67] SUÁREZ JORGE, Alinoet. Conceção teórico-metodológica para a literacia da informação na preparação para o emprego na carreira de Informática da UCI. Havana, 2023. Tese de doutoramento. Universidade Tecnológica de Havana "José Antonio Echeverría", CUJAE.

[68] ESTRADA MOLINA, Odiel, Dieter Reynaldo FUENTES CANCELL e Willian SIMÓN GRASS. Formação de competências informacionais em Bioinformática a partir dos estudos de graduação na Universidade de Ciências Informáticas. Revista Cubana de Información en Ciencias de la Salud [online]. 2021, 32 [acedido em 10 de outubro de 2023]. ISSN 2307-2113. Disponível em: http://scielo.sld.cu/scielo.php?script=sci_arttext&pid=S2307-21132021000200010&nrm=iso

[69] AÑORGA MORALES, Julia, Dora L. ROBAU, G. MAGAZ e E. CABALLERO. Glosario de términos de Educación Avanzada. Havana: ISPEJV. 2010, 48.

[70] SALA DE AULA VIRTUAL DE SAÚDE. Parametrização. Doctorado Tutelar Asistido en Ciencias de la Educación Médica [online]. [acedido em 12 de setembro de 2023]. Disponível em: https://aulavirtual.sld.cu/mod/glossary/showentry.php?eid=553

[71] LAZO, M. Estratégia de melhoria interventiva com um enfoque interdisciplinar para a melhoria do desempenho profissional pedagógico dos professores de ensino geral integral. Havana, 2007. Tese de doutoramento. Instituto Superior Pedagógico Enrique José Varona.

[72] ARTILES VISBAL, Leticia, Jacinta OTERO IGLESIAS e Irene BARRIOS OSUNA. Metodología de la Investigación para las Ciencias de la Salud. Havana: Editorial Ciencias Médicas. 2009, 65-78.

[73] CAMPISTROUS, Luis e Celia RIZO. Indicadores e investigação educativa. Havana: Instituto Central de Ciencias Pedagógicas de Cuba. 1998.

[74] LORENZO PÉREZ, Milene Beatriz. Estrategia Metodológica de Gestión de la Información Estadística en la Implementación del Programa Materno Infantil en Camagüey. Camagüey, 2019. Dissertação de Mestrado. Universidade de Ciências Médicas de Camagüey.

[75] BORGES OQUENDO, Lourdes de la Caridad. Modelo de Avaliação de Impacto dos estudos académicos de pós-graduação dos professores da Faculdade de Ciências Médicas "General Calixto García" [online]. Havana, 2014 [acedido em: 17 de setembro de 2023]. Tese de doutoramento. Universidade de Ciências Pedagógicas Enrique José Varona. Disponível em: https://docs.bvsalud.org/biblioref/2018/06/884915/2014_borges_modelo_impacto_posgrado.pdf

[76] GONZÁLEZ GONZÁLEZ, Daniel e Norberto VALCÁRCEL IZQUIERDO. Avaliação e Acreditação Institucional. B.m.: Universidad Mayor, Real y Pontificia de San Francisco Xavier de Chuquisaca. Sucre, Bolívia: Centro de Estudos de Pós-graduação e Investigação. 2001

[77] SUÁREZ, Jennyffer, Denesy PALACIOS e Joffre VERA. Modelo de Estrategias Metodológicas para la optimización de los procesos pedagógicos. Encuentros [online]. 2023, (17), 77-90 [acedido em: 17 de setembro de 2023]. ISSN 2343-6131. Disponível em: http://encuentros.unermb.web.ve/index.php/encuentros/article/view/379/335

[78] ORTIZ QUIZHPI, EM. Implementação de estratégias metodológicas baseadas no trabalho cooperativo para potenciar a atenção à diversidade de estilos de aprendizagem. Illari [online]. 2019, 1(7), 38-44 [acedido em: 02 de outubro de 2023]. ISSN 1390-4485. Disponível em: https://revistas.unae.edu.ec/index.php/illari/article/view/305/257

[79] MAGALLÁN JIMÉNEZ, F, A FRANCO CASTRO e M TOBAR BOHÓRQUEZ. Estratégias metodológicas e inovadoras para fortalecer a geopolítica do Equador em estudantes universitários. Reciamuc [online]. 2019,

2(1), 342-374 [acedido em: 29 de setembro de 2023]. ISSN 2588-0748. Disponible en: https://doi.org/10.26820/reciamuc/2.1.2018.342-374
[80] AGUILAR-GORDÓN, F. A proposta metodológica como alternativa para a integração do conhecimento. Revista Cátedra [online]. 2019, 2(2), 94-110 [acedido em: 01 de outubro de 2023]. ISSN 2631-2875. Disponível em: https://doi.org/10.29166/catedra.v2i2.1708
[81] MERO LINO, Edwin Antonio, María Mercedes ORTIZ HERNÁNDEZ e KleberGerminiano MARCILLO PARRALES. Estrategia metodológica para el desarrollo de las competencias digitales de los docentes universitarios del Ecuador. Serie Científica Universidad de las Ciencias Informáticas [online]. 2023, 16(9), 177-184 [acedido em: 22 de setembro de 2023]. ISSN 2306-2495. Disponível em: https://publicaciones.uci.cu/index.php/serie/article/view/1438
[82] SUAREZ JORGE, Alinoet. Conceção teórico-metodológica para a literacia da informação na preparação para o emprego em Ciências da Computação. In: V Convenção Científica Internacional UCIENCIA 2023. Apresentação eletrónica. Varadero, Matanzas, Cuba. 28 de setembro de 2023.
[83] VALLE LIMA, Alberto D. A investigação pedagógica. Otra mirada. Havana: Pueblo y Educación, 2012. ISBN 978-959-13-2263-0.
[84] VIGOSTKI, L. S. Pensamento e Linguagem. Edição revolucionária. B.m.: Povo e Educação, 1968.
[85] CHÁVEZ, J e OUTROS. Abordagem necessária à Pedagogia Geral. 2005.
[86] PROFUTURO. Competências em TIC para professores segundo a UNESCO. ProFuturo [em linha]. 3 de agosto de 2022 [acedido: 22 de setembro de 2023]. Disponível em: https://profuturo.education/observatorio/competencias-xxi/competencias-tic-para-docentes-segun-unesco/
[87] MUJICA-SEQUERA, Ruth M. Tendências Tecnológicas 2022. Docentes 2.0 [online]. 21 de dezembro de 2021 [acedido: 11 de novembro de 2023]. Disponível em: https://blog.docentes20.com/2021/12/%E2%9C%8Dtendencias-tecnologicas-2022-docentes-2-0/
[88] MUJICA-SEQUERA, Ruth M. Tendências Tecnológicas na Educação 2023. Docentes 2.0 [online]. 21 de junho de 2023 [acedido: 11 de novembro de 2023]. Disponível em: https://blog.docentes20.com/2023/06/%e2%9c%8dinfografia-tendencias-tecnologicas-en-la-educacion-2023-docentes-2-0/
[89] ESCOBAR PÉREZ, Jazmine a CUERVO MARTÍNEZ. Content validation and expert judgement: an approach to their use. Advances in Measurement [online]. 2008, 6, 27-36 [acedido em: 10 de outubro de 2023]. Disponível em: https://www.humanas.unal.edu.co/lab_psicometria/application/files/9416/0463/3548/Vol_6._Articulo3_Juicio_de_expertos_27-36.pdf
[90] TRAN, Astrid. 40 melhores exemplos de escala de Likert | Atualizado em 2023. AhaSlides [online]. 10 de novembro de 2023 [acedido: 11 de novembro de 2023]. Disponível em: https://ahaslides.com/es/blog/likert-scale-examples/

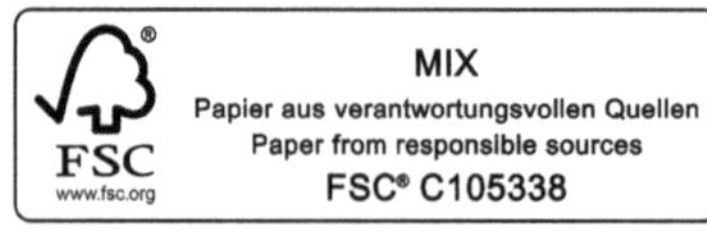

Printed by Books on Demand GmbH, Norderstedt / Germany